くり返す体の不調が
自力ですっきり解消！

16万回以上の施術で解明

超簡単「足指はがし」

柔道整復師・鍼灸師
山田 真

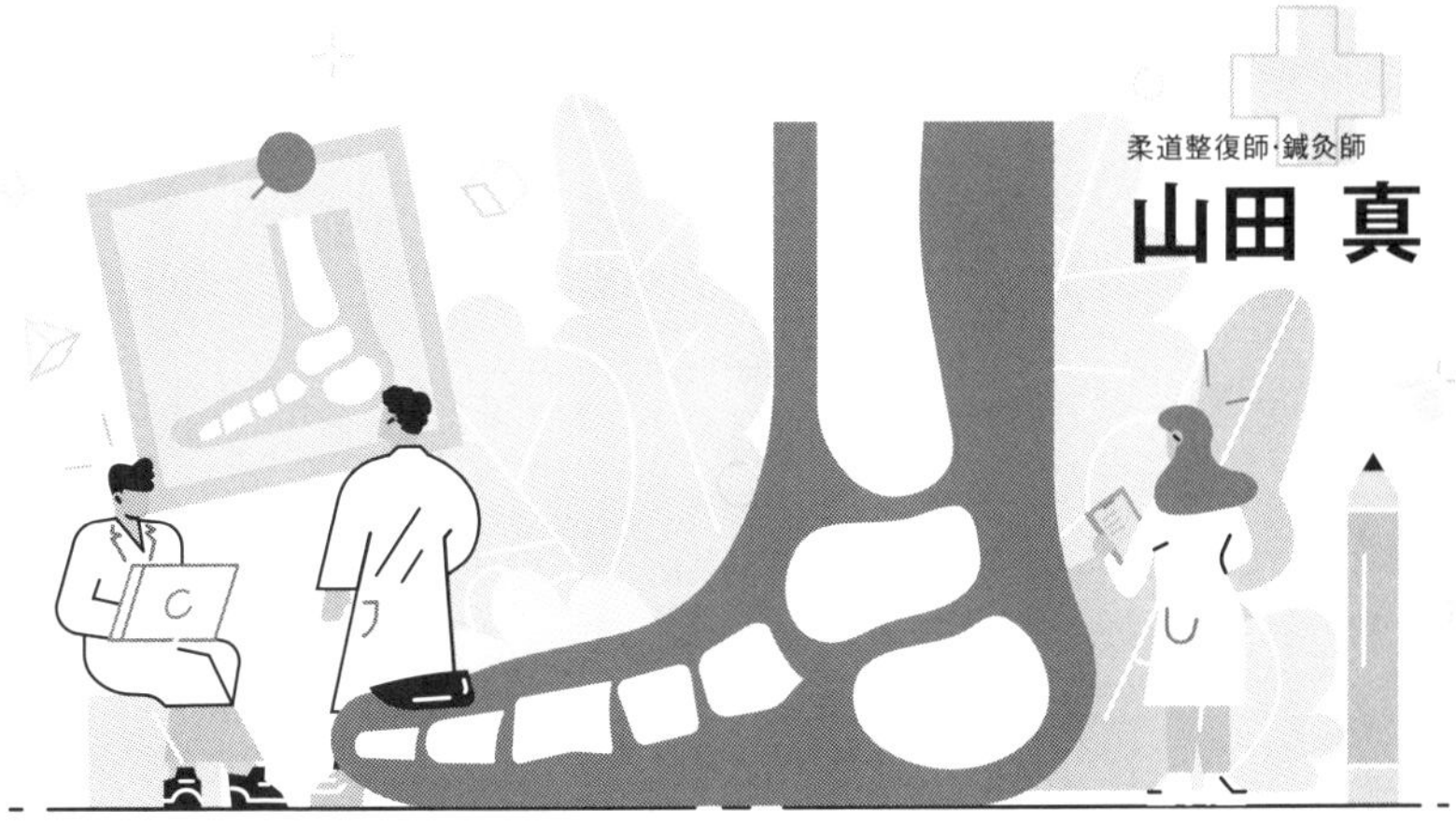

慢性的な痛み・しびれ・疲れはすべて足元から！

コスモ21

カバーデザイン◆中村　聡
本文イラスト◆宮下やすこ

はじめに

私の初めての著書である『「足指」の力　体の不調がスッと消える3分つま先立ち体操』が出版されてから3年近く、私の鍼灸整骨院には新たにさまざまな症状を抱えた方がたくさん来院されています。

腰痛、肩こりを筆頭に、ぎっくり腰や椎間板ヘルニア、五十肩の他にも頭痛、めまい、耳鳴り、首の寝違え、膝痛、手足のしびれ、冷え性、内臓の不調、さらに姿勢矯正や産後の骨盤矯正など多岐にわたっています。

その方たちの体の状態をチェックしていくと、足元に問題があるケースが圧倒的に多いのです。私が患者さんにそのことを告げると、皆さんが口をそろえて「足元なんて気にしたことがなかった」「そんなことを言われたことがなかった」と言われます。ご自分の症状の原因が足元、正確には足指が正しく使えていないことにあると知って本当に驚かれるのです。

足指の状態を診ると、指と指が互いにくっついていたり、足指が反り上がったりしています。私の院での施術はまず、このような足指の状態を改善し、しっかり地面を踏みしめて歩けるようにするところからはじめます。そのうえで必要な施術を行なっていくことで、不調が出ている箇所を最初から施術するより顕著な変化が出てくるのです。

人間は、二足歩行で活動しますが、地面に接している二本の足裏は体全体の面積に比べて、あまりにもわずかです。ところが、立って活動するときはそんな狭い足裏で地面に着地し、足の先端の足指で地面を踏みしめて蹴ることで移動しています。

家にたとえるなら、足元は建物を支える土台の役割を担っています。どんなに立派な建物でも、土台に問題があると、床が傾いたり、骨組みが歪んだり、壁にひびが入ったりするかもしれません。

普段、足裏や足元を意識することは少ないと思いますが、皆さん一度確認してみてください。歩くとき足裏はどのように地面に接しているか、足指はしっかりと地面を踏みしめて蹴っているか、足元に歪みは生じていないか。それらが全身の状態に影響してきます。足元の状態も家の土台と同じなのです。

もし足元に歪みがあると、体のバランスが崩れますし、そのしわ寄せで体のさまざまなところに不調も出てきます。ですから、足元を正常に保つこと、とくに足指を正しく使えることは体全体を正常に保つためにとても重要なのです。

前著『「足指」の力　体の不調がスッと消える3分つま先立ち体操』では、そのための方法として「つま先立ち体操」を中心にお伝えしました。全国の読者の皆さんからもたくさんの反響がありました。その声の一部をご紹介します。

「なぜもっと早くこの本に巡り合うことができなかったのか。本を読んだ後すぐに実行し、今なお継続中です」

「エクササイズが短時間で無駄なく継続しやすい」

「何か所か整体に通っても改善しなかった足のだるさがなくなった」

「原因のわからない不調がある方におすすめの本だと思う」

「脳卒中の後遺症で左半身麻痺だが、つま先立ちをする前の予備運動を継続したところ親指の曲がりが改善し、左股関節の耐えがたい痛みが改善した」

……

こうした声の一方で、「もっと足指をうまく使えるようになりたい」「足指の崩れが全身にどのように連鎖するのか、もっと詳しく知りたい」「体への悪い連鎖を断ち切る方法を教えてほしい」……、そんな質問を受けることが増えてきました。それにお答えするために生まれたのが本書です。

最近、「筋肉はがし」とか「肩甲骨《けんこうこつ》はがし」ということばが盛んに使われています。本書でも「足指はがし」をはじめ体のさまざまな部位の筋肉を「はがす」と表現しています。

本書での「はがす」とは、過剰に縮こまって固まった筋肉の捻《ねじ》れをほぐし、正常な位置から崩れている骨を正常な位置に戻すという意味で使っています。

筋肉が過剰に縮こまって固まってしまうと、骨は正常な位置から崩れ、正しい動きができなくなります。その状態で無理に動かそうとすると痛みにつながっていきます。また、過剰に縮こまって固まった筋肉の中の血管は収縮し、血流が悪くなるため痛みやだるさ、冷えなどの症状が出てきます。さらに神経までもが引っ張られたり、圧迫されたりすると、しびれなどの症状につながることもあります。

そうして体に現れた症状を改善したいと願うのは自然なことですが、そのためには、体の土台である足元の改善、とくに「足指はがし」からはじめるというのが本書でもっともお伝えしたいことです。この方法を実践することによって、症状が現れている部位の根本的な改善につながっていきます。

私の鍼灸整骨院にお越しになる患者さんには、セルフケアとして自宅で誰でも簡単に実践できる方法をお伝えしています。それらを日々行なうことで、施術による改善の効果もさらに高まるのです。

実際に慢性の膝痛で歩行するのも大変だった方は足の親指と2本目の指が反り上がり使えていませんでした。ところが「足指はがし」を行なって足指をしっかり使えるようにしただけで、すねの骨が正しい位置に戻り、何事もなく歩けるようになったのです。

また、数十年頭痛で苦しみ、毎日のように鎮痛剤を服用していた方は「足指はがし」を継続して行なったところ足指をしっかり使って歩けるようになり、そこから連鎖していた腕の筋肉の捻れが改善しました。ついには、薬を服用しなくても頭痛が起こらなくなりました。

本書で紹介しているセルフケアの実践法は、実際多くの方たちに変化が認められたものです。「足指はがし」を中心にして、誰でも簡単に取り組めるように説明していま す。

当院では、これまで16万回以上、直接体に触れて施術に取り組んできました。そのなかで得られたいちばんの確信は**「幸せは健康の上に成り立つ」**ということです。体が健康でないと生活の質はなかなか向上しません。体が健康であることは、きっと誰もが持っている願望で、それは日々の努力次第で近づくことが可能だと信じています。本書がそのためのお役に立てることを願ってやみません。

くり返す体の不調が自力ですっきり解消！ 超簡単「足指はがし」…もくじ

2章 不調につながる生活習慣や体の使い方を徹底チェック

3章 超簡単！ 全身の不調がスッと消えていく「はがし」実践法

1章

体の不調の原因は足元にある

——メカニズムを徹底解明

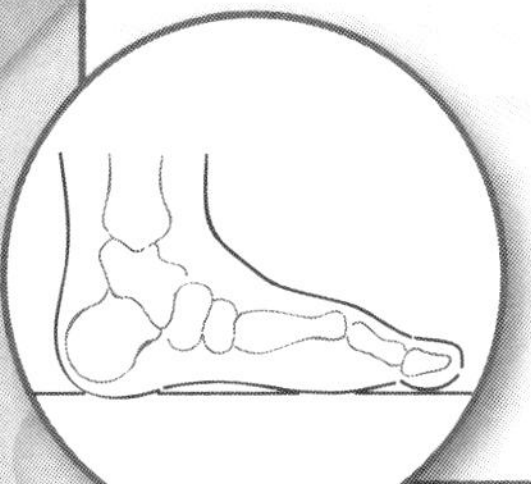

不調を感じている箇所だけを施術しても良くならない

初めて当院に来院される患者さんのなかで慢性的な腰痛を抱えている人は、すでに痛みが常態化していることが多く、腰にコルセットや湿布を利用していることがよくあります。慢性の肩こりの場合でも同様に、湿布や肩こり防止のネックレスを利用していることがよくあります。もっと症状がひどいと、病院で定期的に注射を打ってもらっていることもあります。

しかし、私が問診時に「湿布やコルセットをして症状が改善されましたか？」と聞くと、ほぼ皆さんが口をそろえて「なかなか改善しない」「気休めです」と言われます。

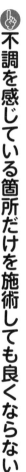

それもそのはず、そもそも湿布やコルセットで改善していれば、当院に来院する必要などないからです。今まで行なってきたケアでは改善しないからこそ、どこかに改善する方法はないかと当院にも訪ねて来られるのです。私は今まで、このような患者さんをどれだけ多く診てきたかわかりません。

ご本人にとっては、どうしても症状が出ている箇所が気になるので、そこに何かを施そうとするのは当然のことだと思います。しかし、いろんなケアの方法をくり返していても、なかなか症状は快方へと向かいません。本当に必要なのは、**今ある症状の原因を理解し、どのようなアプローチが有効なのかを知る**ことです。

ここで突然ですが、そのために大切な考え方をお伝えします。それは、あなたの体で**不調が出ているところは、じつは「被害者」で、不調の原因である「真犯人」は別の箇所にある**ということです。

「ん⁉　被害者って何のこと？」と思われるかもしれませんね。これは前著（『「足指」の力　体の不調がスッと消える3分つま先立ち体操』）でも少しご説明しましたが、体の中で不調を感じている箇所は、多くの場合、別の箇所にある根本原因（真犯人）による被害者であり、その真犯人の被害を受けているだけ、ということです。

とすれば、症状を感じているところ（被害者）にいくら働きかけても、根本から改善するはずはありません。根本原因（真犯人）は何かを解明し、そこから解消していくしかないのです。

不調の原因〈真犯人〉は足元にある

では、不調の原因である真犯人を突き止めるにはどうしたらよいのでしょうか。16万回以上の施術を通して得た結論は「足元」にカギがあるということです。

私は、来院される患者さんの足元、とりわけ**「足指」がどのような状態になっているのかを必ず確認します。**そこにこそ、体のあちこちに現れている不調の本当の原因が潜んでいると考えているからです。

人間は二本足で歩いていますが、直接地面と接しているのは足裏だけで、他の箇所は一切地面には着いていません。その狭い面積で体重を支えているのです。

「はじめに」でも書きましたが、家にたとえると、土台である基礎がしっかりしていることで家全体が安定します。あるいは車ならば、タイヤが地面にしっかり接して回転することで安定走行ができます。同じように人間の場合は、足裏がしっかり地面に接していることで、立つ、歩く、走るなどの動作が安定します。

ところが、来院される患者さんの足を診ていると、足の裏をしっかりと地面に着け

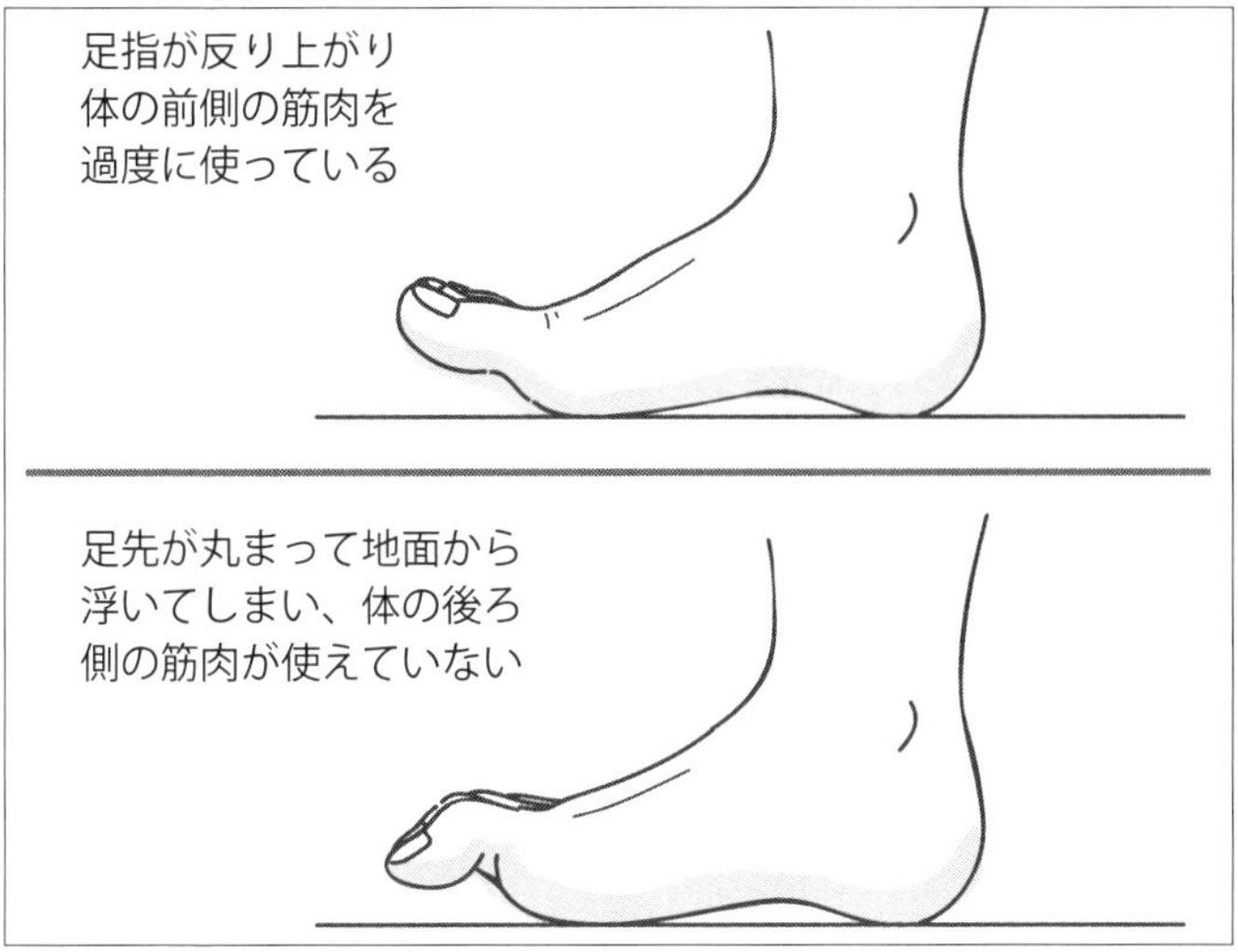
足指が反り上がり
体の前側の筋肉を
過度に使っている
足先が丸まって地面から
浮いてしまい、体の後ろ
側の筋肉が使えていない

足指の状態を確認

ていないケースが驚くほど多いのです。どうしてそうなってしまうと思いますか。

共通していることは、上の図にあるように**足の指が反り上がったり、先端が丸まったりして浮いている**ことです。このような状態では、足指をしっかり地面に着けて踏みしめることはできません。

さらに歩くとき足裏の重心の位置はどのように移動していくのかというと、かかと、足指の付け根、指先の順番で移動していきます。

足指がうまく使えない状態にあると、この移動がうまくいきません。そうなると、足裏全体の筋肉を万遍なく使うこともできなくなります。

両足の足指の状態が左右で異なっていることもあります。たとえば、左足は外側の指が浮いていて、右足は内側の指が浮いていたりします。それでもなんとか足指を使って歩くことはできますが、両足の５本の指全体を使っていないため、体全体のバランスに狂いが生じてくるのです。

足指が浮いてしまう原因はいくつかありますが、ひとつは足の甲側の筋肉を使い過ぎて筋肉が過度に縮こまることで足指が上方に引っ張られていることです。もうひとつは蹴るときに使う足裏の筋肉が弱くて使えていないために足指の先が丸まっていることです。このふたつが大きな原因となっている場合が多いのです。

どの指がどれくらい浮いているかは人によってさまざまですが、そんな状態のまま歩いていると、足指の使い方のムラによっては、しだいに足が傾き捻《ねじ》れてきます。しかも、この状態が長く続けば続くほど、足首から連なるすね、大腿《だいたい》、骨盤《こつばん》といった骨格が歪んできて、筋肉のバランスも悪くなります。

筋肉が縮こまることと骨格が歪むこと、どちらが先かは断定できませんが、両方が連動して足指が正しく機能しなくなっていくことにはまちがいありません。

自分の足指が浮いていないかを確認するために、誰でもすぐにできるチェック方法をご紹介します。

〈足指が浮いていないかチェックする方法〉

足の指と指の間に手の親指を入れて足の甲の中央まで軽くほぐしていきます。そのとき硬く縮こまっている感じがしたり、ほぐすと痛みを感じたりするようなら、その足指は浮いている可能性が高いでしょう。

もし、どの足指の間に手の指を入れても同じような反応があるとしたら、残念ながらすべての足指が浮いて反り上がっているかもしれません。ただし実際には、痛い箇所と痛くない箇所が混在していることのほうが多いのです。

足の指と指の間に手の親指を入れて足の甲の中央まで軽くほぐす

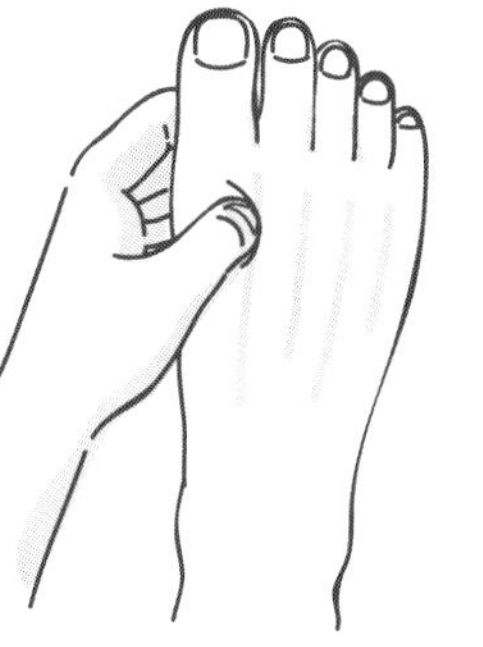

足指のチェック法

私の院に来院される患者さんのなかには、最初に私が足指の間を触るだけで、痛くてとび上がる方がいます。「こんなに痛いとは思わなかった」「こんな状態になっているとは気がつかなかった」と驚かれます。

そこまでではなくても、私が診ている限り多くの人は足の指を正常に使えていません。きっと、日本全体を見ても同じような傾向があるにちがいありません。しかし、ご本人はまったく気がついていないことがほとんどだと思います。

読者の皆さんは、先ほどの自己チェックをしてみて、いかがでしたか。痛みを感じたところはありましたか。あったとしたら、どの指と指の間が痛かったですか。痛みを感じた箇所の足指は正常に使えていないかもしれませんし、そこから体全体に影響が及んで不調を感じているかもしれません。

ただし、浮いている足指すべてに必ず痛みを感じるわけではありません。足指の反りや浮きがそれほどひどくない場合は痛みを感じないこともありますが、そのままにしておいたら、いずれ痛みを感じるところまで悪化していくことでしょう。

早期に気づけば、体に現れる症状がひどくなる前に対処することが可能です。そのときにどうすればいいのか、これから詳しくご紹介していきますが、その前にもう少し、足指で何が起こっているのかを見ておきます。

骨格が歪むと筋肉は硬くなる

足指と足指の間に手の指を入れてほぐすと痛いのは、そこの筋肉が硬くなっているからです。そのとき足指の筋肉では何が起こっているのでしょうか。このことを知るために、少し体の筋肉について説明しておきます。

筋肉はもちろん足指だけでなく全身に存在し、その動きで私たちは自分の体を動かすことができます。ところが筋肉は、ある程度動かしたり、休んだりすることをくり返していないと硬くなってしまうのです。

患者さんから「なぜ、こんなに筋肉が硬くなるのですか？」と質問されることがよくあります。

この場合の筋肉の硬さは、鍛え上げたことによる硬さとは別のものです。筋肉が硬くなっていく病気とも違います。特別なことをしていなくても、慢性的に筋肉が硬くなることは誰にでも起こり得ることなのです。

ですから、私が施術のとき「痛みやこりに関して、思い当たる原因はありますか？」

と聞いても、ご本人は「原因はわからない」と答えられることがほとんどです。なかには「マッサージを頻繁に受けているのに、一向にこりが改善しない」と嘆く方もいらっしゃいます。

では、このように筋肉が硬くなる現象はなぜ起こるのか。私の長年の施術の経験から、筋肉がカチカチに硬くなっている方に共通していることがわかってきました。それは、骨格が歪んでいるということです。

足指に関していえば、筋肉が硬くなっている足指の骨は歪んでいることがほとんどです。そのままにしていると、ますます足指の筋肉は硬くなり、足指が正常に機能しなくなっていきます。その影響が全身にも及んでいくのです。

このことを理解するために、骨格と筋肉の関係について、さらに見ていきましょう。

成人の体は約200個もの骨の組み合わせによって構成され、体形を維持したり、内臓を守ったりしています。骨の主な成分はリン酸カルシウムとタンパク質ですが、骨はそうした成分を貯蔵する役割も担っています。

その骨と骨を連結しているのが関節で、それを介して体を動かすことができるようになっていますが、その動きを可能にしているのが筋肉です。その筋肉は骨につながっていて、伸びたり縮んだりすることで関節を曲げたり伸ばしたりして体を動かしているのです。

　このとき、骨の位置が正常であれば筋肉には必要以上の負荷はかからないのですが、何らかの原因で**骨の位置がずれて歪むと、その周辺の筋肉に余分な負荷がかかります。その状態が続くと筋肉は不自然な緊張を強いられ、それによって筋肉は硬くなっていきます。**

　この現象は体のあちこちで起こり得ますが、筋肉が硬くなっている箇所の骨格は歪んでいる可能性が高いのです。このことは、来院される患者さんのお話を聞いていてもよくわかります。

「けっこう睡眠時間はとっているし、マッサージを受けたりしているのに、筋肉の硬さやこりが解消されない」とおっしゃる方が非常に多いのです。たとえば筋肉を激しく使ったあとなどで一時的に筋肉が緊張しているのであれば、ゆっくり休むことで神経の興奮は収まり、筋肉の硬さも改善されていきます。しかし、とくに普段と変わったことをしていないのに、ある部位の筋肉が慢性的に硬くなりこりがあるとしたら、その骨格が歪んでいると考えるのが妥当だといえるでしょう。

骨格で歪んでいるところがあると、体は無意識にそれ以上歪まないように筋肉を緊張させて守ろうとします。そのため、その周辺の筋肉は慢性的に硬くなり、痛みを感じることもあるのです。

マッサージなどでもみほぐすと一時的に改善することもありますが、残念ながらほとんどの場合はすぐに元に戻ってしまいます。それは、根本原因が足指の骨の歪みやその周辺の筋肉が硬くなっていることに起因しているケースが大半だからです。そこで一番に気にするべきなのが、体の土台となる足元であり足指です。

つまり、まずは足指を調整することからはじめなければならないのですが、足指の場合も、骨が歪んだまま足指の筋肉の硬さをとろうとしてもうまくいきません。そこで私は長年の経験から、足指を整える有効な方法を見つけだしました。それは「足指はがし」と「つま先立ち体操」を組み合わせて行なうというものです。具体的には3章でご紹介しますが、誰でも簡単に自分で行なうことができます。

体の前側の筋肉が縮こまりやすい

私がこれまで、数多くの施術を通して体を観察してきたなかで、足指の骨の歪みや筋肉の緊張が体全体の筋肉に与える影響には、一定の傾向があることがわかってきました。それは、体の前側の筋肉は縮こまって固まりやすく、後ろ側の筋肉は伸ばされて固まりやすいということです。それが体の不調につながっているのです。

・足指に問題があると体の前側の筋肉が縮こまりやすい

ここで一度、日常生活において体をどのように使っているか考えてみましょう。

患者さんへの問診時、私が「何が原因で痛くなったのですか？」と尋ねますと、「原因はわかりません。気がついたら痛くなっていました」という答えがよく返ってくるというお話をしました。

何かスポーツをして痛めたということなら、原因がはっきりしているのでわかりやすいでしょうが、何気ない日常生活の中に原因があるとしたら、どうでしょうか。本人に自覚はなく、いつの間にか気づかぬうちに症状が出ていたという感じなのでしょう。

こうした場合は、普段どのように体を使っているのかを理解しないと、何が原因で不調が生じているのかわからないまま過ごし、ずっと不調を抱えたままになります。

私がまず着目するのは**体の前側の筋肉と後ろ側の筋肉の使い方のバランスがどうなっているか**、という点です。歩いているとき、寝ているとき、立っているとき、座っているときなど、どうしているかを聞いていくと、多くの場合体の前側の筋肉を縮めていることが非常に多く、それに伴い後ろ側の筋肉は伸ばされた状態になっていることが多くなるのです。

その理由は2章でさらに詳しく説明しますが、**日常生活の動きは足も含めて〝体の前側の筋肉〟を使うことが多いというのが大きな理由です。**

皆さんも、普段の生活でご自分の足や体をどのように動かしているか思い浮かべてみてください。圧倒的に足や体の前側の筋肉を使うことが多いと思います。

たとえば、椅子に座ってパソコン作業をしている場合を考えてみます。このときは股関節の前側を縮めて折り曲げています。両腕はキーボードを打つために、体の前側で内側に閉じたままになっています。

さらに、上半身はパソコンの画面に向かって前傾していることが多く、こうなると、頭も前方に傾いていきます。頭が前方に傾けば傾くほど、体の後ろ側の筋肉である首の後ろから肩の上部にかけての筋肉が、頭の重さに引っ張られながら伸ばされて固まっていきます。この状態が続くことで、肩こり、首こりといった症状が現れてくるのです。

次に、歩いているときのことを考えてみましょう。先にお話しした足指が反り上がっている状態だと、地面をしっかり踏みしめて後ろに蹴るように歩くことができません。そうなると、しょうがなく足を前方に振り出した歩き方になります。

このような歩き方は体の前側の筋肉を縮めなければならず、これを続けていると、足の甲、すねの前、太ももの前側、股関節の前側など体の前側の筋肉は常に縮こまり緊張した状態になります。それが日常化することで前側の筋肉はどんどん縮こまって固まっていくのです。それに伴い、さまざまな症状が全身に現れてきます。

・体の前側と後ろ側の筋肉は綱引きをしている

足指が浮いていると体の前側の筋肉が縮こまって固まりやすいとお話ししましたが、そのとき体の後ろ側の筋肉は、前側に向かって引っ張られることになり、その状態が続くと伸ばされたまま固まっていきます。

先ほどの例のように座ってパソコンをしている状態が続くと、体の前側の筋肉が縮こまって固まるため、首の後ろ側や肩の上部の筋肉など後ろ側の筋肉は前側の筋肉に引っ張られ、伸ばされて固まっていきます。

その場合、前側の筋肉と後ろ側の筋肉のどちら側に不調を感じると思いますか。多くは、後ろ側の筋肉である首の後ろや肩の上部にこりや痛みを感じるのです。このようなとき、普通は痛みの感じる箇所に不調の犯人がいると思いがちですが、じつは縮こまって固まっている前側の筋肉が真犯人なのです。伸ばされて固まっている後ろ側の筋肉は被害者なのです。

後ろ側の筋肉は、前側の筋肉に引っ張られながらも何とかそれ以上引っ張られないように緊張して耐えています。その状態は互いに綱引きをしているようなもので、この場合優勢なのは、引っ張り続けている前側の筋肉です。後ろ側の筋肉は引っ張られながらも何とか踏ん張って耐えているわけです。

その結果、体にはさまざまな不調が現れてきますが、多くの場合、真犯人が潜んでいる体の前側ではなく、被害者である後ろ側で不調を感じるほうが圧倒的に多いのです。

にもかかわらず不調を感じている人は、被害者である首の後ろ側や肩の筋肉を緩めたくなります。しかしくり返しますが、**真犯人は後ろ側を引っ張っている前側の筋肉なのです。ですから、後ろ側の筋肉を緩めるよりも前側の筋肉を緩めることが先決な**のです。そうしないと、体の不調からはいつまでも解放されません。

では、後ろ側の筋肉を先に緩めてしまうとどうなると思いますか。一時的に血流は良くなり、筋肉は緩み、症状は軽減するかもしれません。しかし、すぐに元に戻ってしまいます。それは、真犯人である体の前側の筋肉の収縮が残ったままなので、被害者である後ろ側の筋肉を緩めても根本解決にはなっていないからです。

つまり、足や体の前側の筋肉を先に緩めてから後ろの筋肉を緩めるほうが根本解決につながることが多いのです。実際先に不調を感じている後ろの筋肉を緩めようとしても、前側の筋肉の引っ張りが続いている限り、なかなか後ろの筋肉を緩めることはできません。そればかりか、後ろ側の筋肉を無理やり強い力で緩めようとすると、症状がさらにきつくなり、「揉みおこし」が起こることもあります。

それならば、硬くなっているすべての筋肉を緩めればいいのではないかと考えることもできますが、そうではありません。体はそんなに簡単ではないのです。**緩めるべきは縮こまって固まっている筋肉であり、伸ばされて固まっている筋肉ではありません。**この原則から外れてしまうと症状が改善しないばかりでなく、よりきつくなることすらあるのです。

もう少し体の前側の筋肉について考えてみます。筋肉は足元から全身へとつながっていて、そのつながりのなかで全身の筋肉は動いています。ですから、土台である足元の筋肉が縮こまって固まると、それは全身の筋肉にも影響していきます。もし足の前側（甲側）にある筋肉が縮こまって固まっているなら、まずはそこを緩めていくことで、全身に起こっている不調を改善することにつながるのです。

私の院ではそのための専門的な施術を行ないますが、誰でも自宅で簡単にできる方法があります。それが3章でご紹介する「足指はがし」です。

筋肉の硬さにムラがあればあるほど症状はきつくなる

筋肉の性質についてもう一つ知っておいてほしいことがあります。それは、筋肉の硬さにはムラがあるということです。

・筋肉の硬さにムラが生じる理由

筋肉が硬くなっている患者さんに施術をしているなかでわかってきたことがあります。それは、**筋肉が硬くなる現象は体の部位によってムラがある**ということです。つまり同じように硬くなっているように見えても、その硬さには強い箇所と弱い箇所があるのです。しかも、このムラがあればあるほど、症状は重症化する傾向にあります。

たとえば、ぎっくり腰の患者さんは多くの場合、足の甲側、太ももの前側、股関節の前側、お腹といった体の前側の筋肉が過剰に縮こまり、腰の後ろ側の筋肉は前方に引っ張られています。それによって、ぎっくり腰を発症しているケースが非常に多いのです。

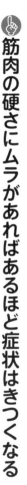

また、体の左右の筋肉に硬さのムラがある場合もあります。左右どちらか一方の筋肉群が過剰に縮こまり、もう一方が引っ張られていると、体は片方に大きく傾きます。

このような筋肉の硬さのムラはどのように生じるのでしょうか。これには、日常生活での体の使い方が大きく関与しています。

たとえば、左右でいつも同じ側に体重を乗せて立っていると、体重を乗せている側の筋肉は縮こまって緊張していくことが多くなりますが、反対側は体重を乗せて使うことが減るため、弱体化していきます。

この状態で、たとえば片足立ちをすると、一方の足では安定して立てるのに、反対側の足だとふらついて倒れそうになります。そういう方は意外と多いようです。

スマートフォンを持つ手がいつも決まっている場合も要注意です。スマートフォンを見ている間、いつも同じ側の腕を手前に捻った状態になっているからです。これが毎日、何時間も続いたらどうなるでしょうか。当然、スマートフォンを持つ側の手はもう一方の手に比べて捻れがきつくなり、固まっていきます。

それでも、毎日、腕の捻れや縮こまりを元に戻すケアをしていれば問題はありませんが、何もせずに月日が経過していくと、腕の筋肉は捻れたまま固まっていき、巻き肩、猫背といった状態になっていくのです。

この他にも体のバランスのとり方によって筋肉にムラが生じることがあります。たとえば、下半身の左右の筋肉で使い方が異なっていたり、筋力差があったりして下半身の左右のバランスが悪くなっていることがあります。その状態で体のバランスをとろうとすると、下半身の不安定感を上半身で補おうとして左右の肩の高さに高低差が生じ、上半身が傾いたり筋肉の硬さにムラが生じたりします。

この場合は、下半身の不安定感が解消されないかぎり、肩の筋肉を緩めることができず、肩周辺の筋肉の緊張が続いてしまいます。このままでは肩こりや首こりを解消することはできません。

このように、日常生活における体のバランスのとり方によっても筋肉の硬さにムラが生じます。そして、このムラが大きければ大きいほど症状はひどくなります。

・筋肉の硬さにムラが生じるメカニズム

筋肉の硬さにムラが生じる現象はさまざまなのですが、一定のパターンがあります。それは、上下、左右、浅深、前後の関係で生じるということです。

【上下で生じるムラ】

これは先述した足元が安定していないために下半身が弱体化して崩れているときに起こりやすいパターンです。下半身の不安定感を上半身で何とかサポートしようとして肩周辺の筋肉を緊張させるため、上半身の筋肉は強張《こわば》ります。その結果、体の上下で筋肉の硬さにムラが生じます。

下半身が弱くなった場合で説明しましたが、逆のパターンもあります。これはとくに男性に多く見られますが、胸や腕の筋肉を逞《たくま》しく見せたいがために過剰に上半身の筋トレをすることで下半身の筋肉との間にムラが生じます。上下にかぎりませんが、マシーンで筋トレをする場合、部分的な筋肉を過剰に鍛えることで筋肉の硬さにムラが生じることもあるのです。

マシーンを使った過剰なトレーニングには注意が必要です。

【左右で生じるムラ】

ほとんどの人には利き手や利き足があり、意識をしないと、どうしても利き手や利き足ばかり使いがちです。そのために、使っている側の筋肉と使っていない側の筋肉の硬さにムラが生じやすくなります。そのムラがきつくなると、重心が傾いたり体が捻れたりして、痛みやこり、しびれなどの不調につながることも多いのです。

左右のムラを解消するためには、ある程度意識して普段使っていない側の手や足を使うことも大切です。

【浅深で生じるムラ】

これはわかりにくいかもしれませんので、少し詳しく説明していきます。

私たちの体の筋肉は表層にあるものと深層にあるもので性質や働きが違っています。そのため、表層にある筋肉（アウターマッスル）と深層にある筋肉（インナーマッスル）を区別して理解する必要があります。

アウターマッスルは体をダイナミックに動かす筋肉で、使うとエネルギーを多大に消費します。それに対しインナーマッスルは微細な動きによって体のバランスを調節し、主に姿勢や体幹を保持するために使われます。アウターマッスルに比べてエネルギーの消費は少なくて済みます。

この二種類の筋肉は補完し合っていて、たとえばインナーマッスルが弱いと、その分アウターマッスルが緊張してサポートします。そのために体の表面を広く覆っているアウターマッスルは常に緊張を強いられることになり、エネルギーの消費も増えます。その結果、慢性的に疲労した状態になるのです。

しかもアウターマッスルの緊張は睡眠中も続くので、いくら睡眠時間を多くとってもなかなか疲れは取れません。当然、睡眠の質は悪くなり、睡眠障害を起こしていることも珍しくありません。

そうなるとアウターマッスルを緩めたくなりますが、インナーマッスルが弱いままではアウターマッスルの緊張はなかなか緩めることができません。これを改善するには、まず骨の歪みを改善し、インナーマッスルのバランスを良くしてからインナーマッスルを強化することが必要です。それによってアウターマッスルの緊張を和らげやすくなり、インナーマッスルとアウターマッスルのバランスも整えやすくなります。

【前後で生じるムラ】

先述したように、足指をうまく使えていないと前側の筋肉は縮こまっていき、後ろ側の筋肉は弱くなっていきます。そのために、体の前後の筋肉に硬さのムラが生じやすくなるのです。

このような場合は、過剰に収縮している前側の筋肉を緩め、後ろ側の筋肉を使うようにすると前後のバランスが良くなります。

ここまで筋肉の硬さにムラが生じる四つのパターンについて述べてきましたが、実際にはこれらのムラが複合して起こっていることが多いのです。ですから、筋肉の硬さのムラを少なくするには、日常生活において、**できるかぎり体の筋肉を万遍なく使うことが肝心です。同時に、使い過ぎて緊張している筋肉ははがして緩め、弱くなっている筋肉は強化することが重要です。**

これが筋肉の硬さのムラを減らし、筋肉のバランスをよくする基本です。

体はつながりで動いている

・体のつながりのスタートは足指

私が日頃から皆さんに伝えていることがあります。それは、「体はつながりで動いている」ということです。言葉だけ聞けば当然のことだと思うかもしれません。しかし、この言葉には、じつはもっと深い意味があるのです。

施術をしていると、患者さんからこんな話を聞くことがよくあります。「症状がある箇所だけを触るのではなく、全身をしっかりと施術するのですね。しかも足元から触られるのは初めてです」

それに対して私は、「**症状が出ている箇所は、不調の原因となっている箇所からのつながりで被害を受けている箇所**なのですよ」とお答えしています。すでに何度かお伝えしてきましたが、今度はこのことを骨と筋肉の関係に焦点を当てて考えてみます。

骨は関節でつながって動いているので、ある骨の動きはその隣の骨と連動していきます。

たとえば、足裏を内側に返すように捻ると、それに連動して下腿部《かたいぶ》（膝の下から足首までの部位）の骨は外側に回旋しながら捻れていきます。そのままにしていると、いわゆるO脚の状態になります。

あるいは「手のひら」を下に向け内側に捻ると、「腕」から「肩」の骨は内側に捻れます。この状態が続くと巻き肩になり、肩甲骨《けんこうこつ》が前外方に引っ張られていくので、猫背にもなります。

このように骨が捻れると、その動きを支える筋肉も不自然に引っ張られていくので体は崩れていくのです。

骨や筋肉は体のつながりのなかでバランスを保ち、動いているということを考えると、腰痛を発症している方を施術するとき、骨盤の位置だけを矯正するということはありえません。骨盤は宙に浮いて独立しているわけではなく、足元から下腿部、膝、大腿部、股関節、骨盤という骨のつながりによって位置が決まっているからです。

足元から骨盤までの崩れはさらに背骨、肩甲骨、首、頭と広がっていきます。結果として体中に骨の崩れが起こり、筋肉が固まる箇所も増えていきます。

このような体のつながりの土台になっているのが、地面と接している足裏です。その状態が上につながっている体の状態に影響するのは当然です。ですから、何か症状が現われたときは土台になっている足元の状態を確認し、そこから矯正することが必要なのです。

たとえばデスクワークで日頃、椅子に座ることが多い方は、座っているときの土台は骨盤であると考えるかもしれません。しかし、じつはそうではないのです。体全体の骨のつながりのスタートは常に足元で、これは座っているときも変わりません。ですから、足元の状態を確認することからはじめる必要があるのです。

もし、座っているときに両足が宙に浮いていたり、足を組んでいるため片足だけが宙に浮いていたり、つま先あるいはかかとしか床に着いていなかったりすると骨盤の位置が崩れやすくなります。

ですから、椅子に座るときは足指を含め両足の裏全面をしっかりと床に着けて座ってみてください。それだけで、骨盤の位置が安定し、きっと座っているときの姿勢も良くなることでしょう。

・つながりを見ながら固まっている箇所を探す

足元から崩れていると、下腿部、大腿部へと崩れが連動していき、その流れで骨盤の位置も歪んでいきます。なかには、それが背骨、肩甲骨、首、頭へと広がり「歪み街道まっしぐら」というケースも多く見られます。

このような場合は、体中に筋肉が固まっている箇所が多く存在します。それをはがすことができると、骨の位置が正常に戻り、不調は改善されていくのですが、それだけでは根本から改善されていきません。体のつながりのスタートは足元、とくに足指なので、その状態を確認し改善することからはじめなければなりません。

体のどこが固まっているのかを自分で探し出すことは難しいことなのですが、**足指から全身に筋肉が固まって連鎖していくパターンを知っておくと、**体のどこで固まっているのか探しやすくなります。この章の最後に、そのパターンをご紹介しますので参考にしてください。そのうえで、3章にあるパターンごとの修正方法を実践してみてください。

足指のことをもっとよく知る

・足指の状態を見分けるポイント

普段の生活の中で足指を意識している人は意外に少ないと思います。しかも、どの状態が正常なのかまでわかっている人はもっと少ないでしょう。そこで、自分の足指の状態を見分けるポイントをお伝えします。ご自身の場合はどうか確認してみてください。

①足指が地面から浮いている

これがいちばんわかりやすいと思います。足指が反り上がっていたり、つま先が丸まっていたりして足指全体を地面に着けられず、浮いた状態です。これは見た目でわかるので、一度ご自身の足指を確認してみてください。

人によっては五本の指によって浮いている指と浮いていない指がある場合もあります。その場合は、どの指が浮いているのかもチェックしてみてください。

②よくつまずく・歩行スピードが遅い

よくつまずく、歩行スピードが遅いといったことも足指を正しく使えていない兆候です。足指を使えていないと、地面をしっかりと踏みしめて後ろに蹴って歩くことができなくなってきます。

そのような状態で歩こうとすると、足の甲側の筋肉を必要以上に緊張させ足を前方に振り出して歩くようになります。この歩き方はつまずきやすく、後ろに蹴る推進力が弱いので歩行スピードも遅くなります。

③ボディラインや姿勢が崩れている

ボディラインや姿勢の崩れも足指を正しく使えていない兆候です。

足の前側の筋肉を過剰に使うことで足が太くなっていることもあります。

また、足指を使えないまま歩くと太ももの前側の筋肉が過剰に収縮するため、骨盤が前方に引っ張られます。すると体はバランスを取ろうとして腰椎を過剰に反らすので、これが原因で反り腰や出っ尻になることがあります。そして腰椎を反らすことで過剰に収縮した腰の負担を減らすために、次は胸椎《きょうつい》を丸めるようにしてバランスを取ります。これが猫背です。

猫背になると肩甲骨は外側に引っ張られ、さらに前方に巻いていきます。この状態が続くことで巻き肩になります。

このようにしてボディラインや姿勢の崩れは、足指を正しく使えないことによって連鎖していくのです。

④体が常に疲れている

体が常に疲れていると感じる場合も足指を正しく使えていない可能性があります。

私が施術をしていても、このような疲れを訴えられる方がたくさんいます。足指をしっかり使えていないと、体のバランスを取りにくくなります。それでも何とかして体のバランスを維持しようとすると、あちこちの筋肉は緊張を強いられます。そのために筋肉は余計なエネルギーを消費するため、体が慢性的に疲れた状態になるのです。

もし何をしているわけでもないのにいつも疲れている人は、一度足指をうまく使えているか確認してみてください。

⑤冷え性である

じつは冷え性も足指を正しく使えていない兆候です。冷え性の原因の一つとして血行不良が挙げられますが、これが起こる原因として足指の使い方も深く関係しています。

足指を正しく使えていないと足の前側の筋肉を過剰に使うことになり、後ろ側の筋肉はほとんど使わなくなります。そのために血液の循環が悪くなり、冷え性につながることがあるのです。じつは、足指からくる冷え性はよくあることなのです。

⑥外反母趾《がいはんぼし》・内反小趾《ないはんしょうし》になっている

自分の足に合わない履物も足指を正しく使えないことにつながります。たとえばヒールの高い靴を履くと、足指が過剰に反り上がってしまうことがあります。また、先細りのパンプスなどを履くと、外反母趾や内反小趾になってしまうこともあります。その他にも、サンダル系の靴は足指を使って後ろに蹴ることを困難にさせます。材質が硬い革靴なども足指を使いにくくさせるので注意が必要です。

たとえ足指のケアを毎日行なっていても、かかとが過剰にすり減っている靴をそのまま履き続けていると、かかと重心になり、足指を使いにくくなります。早めに靴を修理するか、新しい靴に替えるようにしましょう。

・足指を正しく使えるとこんな変化が起こる

ここまで足指の重要性をお伝えしてきましたが、実際に足指を正しく使えるようになると、それまで体験したことのないような変化が起こってきます。来院される患者さんからよく聞く声を整理してお伝えします。

①足裏、足指でしっかりと床を踏みしめられるようになった

最初に、すぐに感じられる変化があります。それは立ったとき、歩いたときの足裏の感覚です。足指がしっかりと床を踏みしめている感覚になるのです。とくに親指がしっかりと床に着いている感覚は今までになかった感覚だという感想をよく聞きます。それまでいかに足指を使っていなかったかを示しています。

電車の中で立っているときに電車が揺れてもバランスをとれるようになり、安定感が増したと言われる方もいます。さらに、長時間座っていても、両方の坐骨《ざこつ》に等しく体重が乗るので疲れなくなったという声もよく聞きます。

②歩き方が変わった

足指を踏みしめられるようになると、筋肉の使い方が大きく変わります。それまでは体の前側の筋肉を過剰に使って、足を前方に振り出して歩いていたのが、足指が正

しく使えるようになると、足の裏、ふくらはぎ、太ももの後ろ側、お尻の筋肉といった体の後ろ側の筋肉を使えるようになります。歩くときは足をしっかり後方に蹴って歩けるようになります。

③体の重心が変わった

足指の変化は体の重心の位置にも影響を与えます。じつは、これがとても重要なのです。

体の前側の筋肉を使いすぎていると、太ももや股関節の前側の筋肉が収縮して骨盤が前傾してしまい、重心の位置が後方にズレやすくなります。ところが体の後ろ側の筋肉を使えるようになると、骨盤の前傾が改善し、重心の位置が前方に戻ります。つまり、後方重心から前方重心に変わるのです。

④姿勢やボディラインが変わった

重心の位置が前方に変わると、姿勢やボディラインも変わってきます。具体的には、悪い姿勢の代名詞になっている反り腰、猫背、巻き肩そして出っ尻などが次々と改善されていきます。これは、体の後ろ側にあるお尻の筋肉や左右の肩甲骨を寄せるための筋肉が使えるようになるためです。

⑤腰痛、肩こり、首こり、冷え性、睡眠などが改善された

体の後ろ側の筋肉の動きがよくなると、体全体の筋肉の使い方にムラがなくなり、筋肉の過剰な緊張もなくなってきます。結果として、腰痛や肩こり、首こりといった症状も改善してきます。

また、常に緊張していた筋肉が緩むことで、リラックスして眠れるようになり、睡眠の質も向上して疲れが回復しやすくなります。

それまで交感神経が優位になっていた自律神経は、副交感神経が優位になり、内臓や血管も正常に機能しはじめます。その結果、内臓の不調や冷え、むくみといった症状も改善していくのです。

このように、足指を正しく使えるようになるだけで、これだけ多くの変化を実感できるようになります。皆さんも、ぜひ今日から足指はがしにチャレンジしてみてください。

ストレッチの前に筋肉はがしを行なうと効果的

私は毎日、患者さんからじつに多くの質問を受けます。そのなかでも、とくに多いのが「毎日ストレッチをしているのに、筋肉のこりがなかなか改善されません。なぜでしょうか？」という質問です。

そのとき私は皆さんに、「捻れて固まっている筋肉は単純にストレッチをしてもなかなか緩みません。ポイントは、いきなりストレッチをするのではなく、筋肉の捻れをはがしてからストレッチを行なうことです」とお伝えしています。

このことは、私たちが普段どのように筋肉を動かしているか、そして筋肉が捻れていくパターンについて知ると納得できます。

・日常生活のなかで筋肉をどのように動かしているか

体が硬くなったなと感じると、筋肉を柔らかくしようと軽いストレッチなどを行なうことは多いと思います。なかには、毎日欠かさずストレッチをしている方もいらっしゃいます。しかし、それにもかかわらずたいした体の変化もなく、ましてや何年も悩まされている腰痛や肩こりが改善されないことのほうが多いのです。

そんなとき私が「どんなストレッチをしているのですか？」と聞いてみると、残念なことにいちばん大切なポイントが抜けていることがほとんどです。その大切なポイントとは、**筋肉をはがしてからストレッチをする**ことです。それだけで驚くほど筋肉は柔らかくなっていきます。

このことを理解するために、私たちが日常生活の中で筋肉をどのように動かしているのかを見てみます。

まず、さまざまなシーンでの体の動きを思い浮かべてみると〝捻る〟という動きをよくしていることに気づきます。意識的に捻って使うこともあれば、無意識に捻っている場合もあります。

先に述べましたが、スマートフォンを見るときの動きをあらためて見てみましょう。スマートフォンを持っている手はどうなっているでしょうか。肩、肘、手首を捻った状態でスマートフォンを持っているはずです。この状態で毎日何時間もスマートフォンを見続けていると、筋肉は捻れたまま固まっていきます。しかし、毎日当たり前に行なっていることなので、本人は筋肉が捻れて固まっていることには気づいていないでしょう。

この捻れは肩、肘、手首の捻れにとどまりません。首にも連鎖していき首のこりや頭痛を誘発します。これは、スマートフォンに限ったことではなく、パソコン作業でも同様のことが起こります。

じつは現代人の場合、肩、首のこりや頭痛の原因が、スマートフォンやパソコンを使うときの手や腕の捻れにあることが非常に多いのです。しかし、日常で当たり前の作業になっているため、患者さんに「肩、首のこりや頭痛の原因で思い当たる節はありますか?」と尋ねても「わかりません」と答える方がほとんどなのです。

スマートフォンやパソコンを使用する場合の筋肉の捻れについて述べましたが、同じような筋肉の捻れは足、膝、股関節、骨盤、首、さらには顔まで、体のあらゆる箇所で起こります。これらを放置しているために、さまざまな不調が出てくるのです。

しかし、生活をするうえで、また仕事の特性上、不自然な姿勢や動きをくり返さざるを得ないという方も多くいらっしゃいます。これは仕方のないことですが、だからこそ捻った筋肉のケアをすることが大切になります。

筋肉の捻れの度合いによっては骨の位置にも影響し、それがきつい捻れであればあるほど、骨の歪みも大きくなります。O脚、X脚、猫背などはその代表例です。

このように私たちの日常生活では筋肉の捻れを起こしやすい体の動きが驚くほど多くあります。一見すると、どこの筋肉が捻れて固まっているかを見つけるのは難しく思えるのですが、じつは一定のパターンがあるのです。それを知っておくだけで、筋肉はがしやその後のストレッチの効果がかなり違ってきます。詳しくは、この章の最後にまとめていますのでご確認ください。

筋肉の捻れをとるだけで驚くほど体が変わる！

筋肉の捻れをはがしていくと、それだけで体のさまざまな不調が改善され、驚くような変化が生まれます。

ここでは、よく起こる変化のなかで代表的なものをお伝えします。

①体の動きが変わる

筋肉が柔らかくなると、すぐ体感できるのが体の動きの変化です。代表的なものを三つにまとめてみます。

(i)関節の可動域が広がる

これまで捻れのために十分に伸ばすことができなかった筋肉が伸びるようになると、関節の可動域が広がります。よくあるのが、体を前屈させても地面に手がつかなかった人が、筋肉の捻れをはがしてストレッチをすることで、地面に手がつくようになるというケースです。

(ii)より緻密な動きができるようになる

体全体の筋肉の捻れをはがしてストレッチをすることで、体全体の筋肉のつながりが良くなり、より緻密な動きが可能になります。

たとえば、スポーツをするときのパフォーマンスが上がります。よくゴルフをする患者さんから、体のキレが良くなり飛距離が伸びたとか、打球方向がぶれなくなったという声を聞きます。それだけではなく、体のあちこちの捻れがとれると、体の軸がしっかりと定まり、体に安定感が出てきます。

(iii)体の動きが速くなる

歩行スピードや、起き上がったり立ち上がったりといった日常生活の何気ない動作が速くなります。これは、筋肉の捻れがとれて筋肉のつながりが良くなった結果といえるでしょう。

②姿勢が良くなる

捻れがとれると筋肉が柔らかくなり、姿勢も良くなります。

大腿部の前側の筋肉の捻れがとれると、骨盤が前方に引っ張られなくなり、反り腰や出っ尻が改善します。そして、体の後ろ側の筋肉であるお尻や両肩甲骨を内側に寄せる筋肉が使えるようになることで、骨盤の収まりが良くなり、猫背も解消されていきます。

これは実際にあった話ですが、極端に姿勢の悪かった患者さんが、体全体の筋肉の捻れがとれたことで、姿勢が良くなり、前年よりも身長が2㎝近く伸びたというのです。それまでは筋肉が捻れて縮こまり、姿勢が悪くなって身長も縮んでいました。

この方の年齢は50代でしたが、筋肉の捻れがとれることで年齢に関係なく身長が伸びることもあるのです。

③体の痛みが改善される

筋肉の捻れがとれることで改善されるのは目に見えるところだけではありません。痛みも改善されます。

ある箇所の筋肉が捻れて縮こまると、それに引っ張られている筋肉に痛みが出ることがあります。また、骨が正常な位置から逸脱すると、その状態から体を動かすときに痛みが出ることもあります。

そんな状態でも、筋肉の捻れがとれると引っ張られていた筋肉が解放され、骨も正常な位置に戻ることで動きが正常になり、痛みも改善します。

④神経の機能が回復する

筋肉の捻れがとれると、神経の機能が回復します。

筋肉の捻れによって被害を受けるのは、筋肉自体や骨だけではありません。神経も被害を受けます。筋肉が捻れて縮こまることで、坐骨神経や肋間神経《ろっかんしんけい》といった神経が引っ張られたり圧迫されたりして、痛みやしびれが出ることもあります。

そんなとき、筋肉の捻れをとると、引っ張られたり圧迫されたりしていた神経が解放され、痛みやしびれも改善します。

⑤自律神経が整い、睡眠の質が良くなる

筋肉が捻れて縮こまる箇所が増えると、全身の筋肉が緊張しやすくなります。そのような状態が長く続くと、体にかかるストレスが大きくなり、交感神経が常に優位になって自律神経が乱れていきます。

その結果、体は疲労しているのになかなか寝つけず、睡眠の質も悪くなり、入眠障害や中途覚醒といった睡眠障害へとつながっていきます。この場合も、筋肉の捻れをとることで体の緊張がとれてリラックスできるようになります。その結果、副交感神経が優位になって、睡眠の質も良くなります。

⑥血流が良くなり、疲労やだるさ、冷えなどが改善される

筋肉の捻れがとれると、血管が拡張して血流が良くなります。その分、酸素や栄養が体中に行き渡り、疲労やだるさ、冷えも改善していきます。

⑦内臓の働きが良くなる

最後に挙げるのは内臓の働きについてです。

筋肉の捻れがとれて自律神経が整ってくると、自律神経に支配されている内臓の働きも良くなっていきます。

当院の患者さんにも胃腸の調子が悪いと言って来院される方は多いのですが、自律神経が整い、副交感神経が優位になってくると胃腸の機能も回復していきます。胃の調子が悪く消化不良の状態が続いている方や、慢性の便秘で3～4日便通が無いような方も、捻れの解消でこれらの症状が改善していくことはよくあることです。

また、筋肉が捻れて縮こまると骨盤が歪み、腸や子宮、卵巣といった骨盤内臓につながる血管や神経が圧迫されたり引っ張られたりすることもあります。これらが常態化すると骨盤内臓の機能が損なわれ、便秘、下痢、生理痛、婦人科疾患などの症状につながることもあります。このような場合も、筋肉の捻れをとることで症状が改善することがあります。

以上、筋肉の捻れをはがすことで体に起こる変化をいくつかご紹介しましたが、何より体の不調が少ない状態で毎日を過ごせることが大事です。そのために、本書にある筋肉の捻れをはがす方法をぜひ活用してください。

体の不調はやはり足指からはじまっている

・足指の不調には二つのパターンがある

先ほど筋肉の捻れには一定のパターンがあるとお伝えしましたが、ここからは筋肉の捻れには具体的にどのようなパターンがあるのかを説明していきます。それが理解できると、3章でご紹介する実践法に取り組みやすくなります。

体に不調を抱えている方の足指を見ると、足指が全体的に反り上がって地面から浮いた状態になっていますが、さらによく見ていくと、足指の状態に二つのパターンがあることが見えてきます（64頁の図）。

まずパターン1では足の内側から1本目（親指）と2本目の足指は地面を踏みしめていますが、4本目と5本目（小指）は浮いています。

もう一つのパターン2では足の内側から4本目と5本目（小指）は地面を踏みしめ

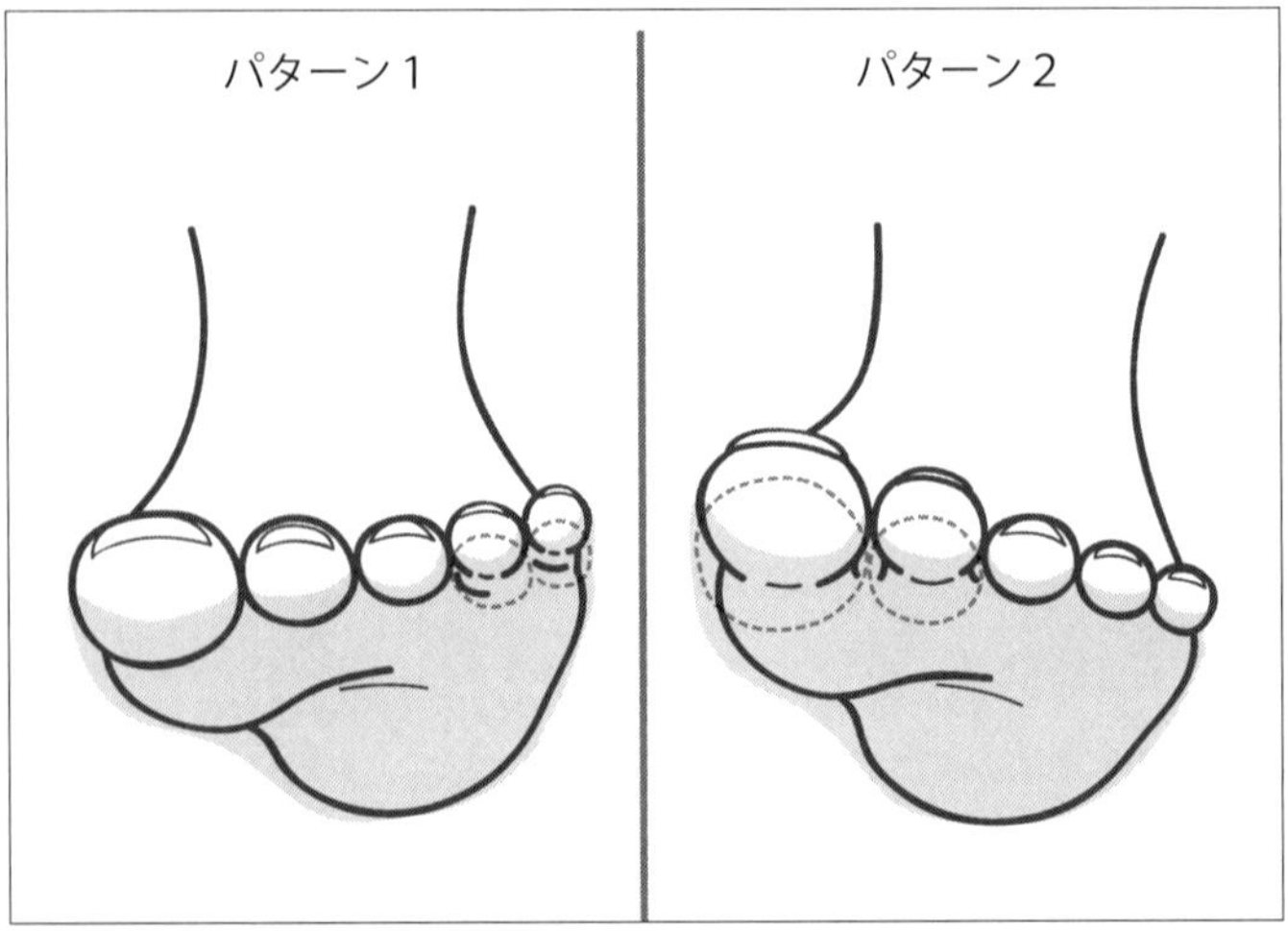

足指の状態

ていますが、1本目（親指）と2本目は浮いています。

これは左右の足で同じパターンになるとは限らず、左右で違う場合もあります。たとえば、左足はパターン1になっていて右足はパターン2になっていることがありますし、逆の場合もあります。じつは、このような右足と左足が違うパターンはかなり多いのです。

反り上がって浮いている足指間を触ると硬く緊張しています。普段踏みしめて使えていないために足指間が反り上がった状態で固まってしまっているのです。また、反り上がった足指の足裏の筋肉も硬く緊張しています。逆に、しっかり地面を踏みしめて正しく使えている足指間や足裏は、柔らかく広がりやすくなっています。

皆さんも一度、ご自身の各足指間や足裏を触ってみて、どの箇所が硬くなっているのか、そしてどちらのパターンになっているのかを確認してみてください。

また、パターン1とパターン2では足の傾き方が異なります。パターン1の場合は足が内側に傾き、パターン2の場合は足が外側に傾きます。

・足指の不調から起こる下半身の崩れ

人によってパターンの現れ方の度合いも違っていますが、いずれにしても足の着き方が不自然になるため体の土台が崩れます。それが全身に影響を及ぼし、さまざまな不調として現れてきます。

そこでパターン1とパターン2では体にどのように崩れが起こってくるかも見ておきます。

まずは下半身の崩れの連鎖から説明します。

両足指がパターン1の状態になっていると、一般的に、

足が内側に傾く→下腿部が内側に捻れる→大腿部が内側に捻れる→骨盤が前に傾く

（67頁・上段の図）

というパターンになります。いわゆるX脚のような状態です。

また、足指がパターン2の状態になっていると、一般的に、

足が外側に傾く↓下腿部が外側に捻れる↓大腿部が外側に捻れる↓骨盤が後ろに傾く（67頁・下段の図）

というパターンになります。いわゆるO脚のような状態です。

そして、両足が共にパターン1であったり、共にパターン2であったりすることもあるのですが、たとえば、左足がパターン1で右足がパターン2、あるいは左足がパターン2で右足がパターン1であるというように、右足と左足でパターンが異なる場合がかなり多く見られます（69頁・上段の図）。

これは、両足の使い方が異なっていたり、体重の乗せ方が異なっていたりすることで起こると考えられます。

両足でパターンが違う場合の骨盤の状態はどうなっているかというと、足元がパターン1になっている側の骨盤の骨は、もう一方の足元がパターン2になっている側の骨盤の骨に比べ、低くなっていて前に傾いています。

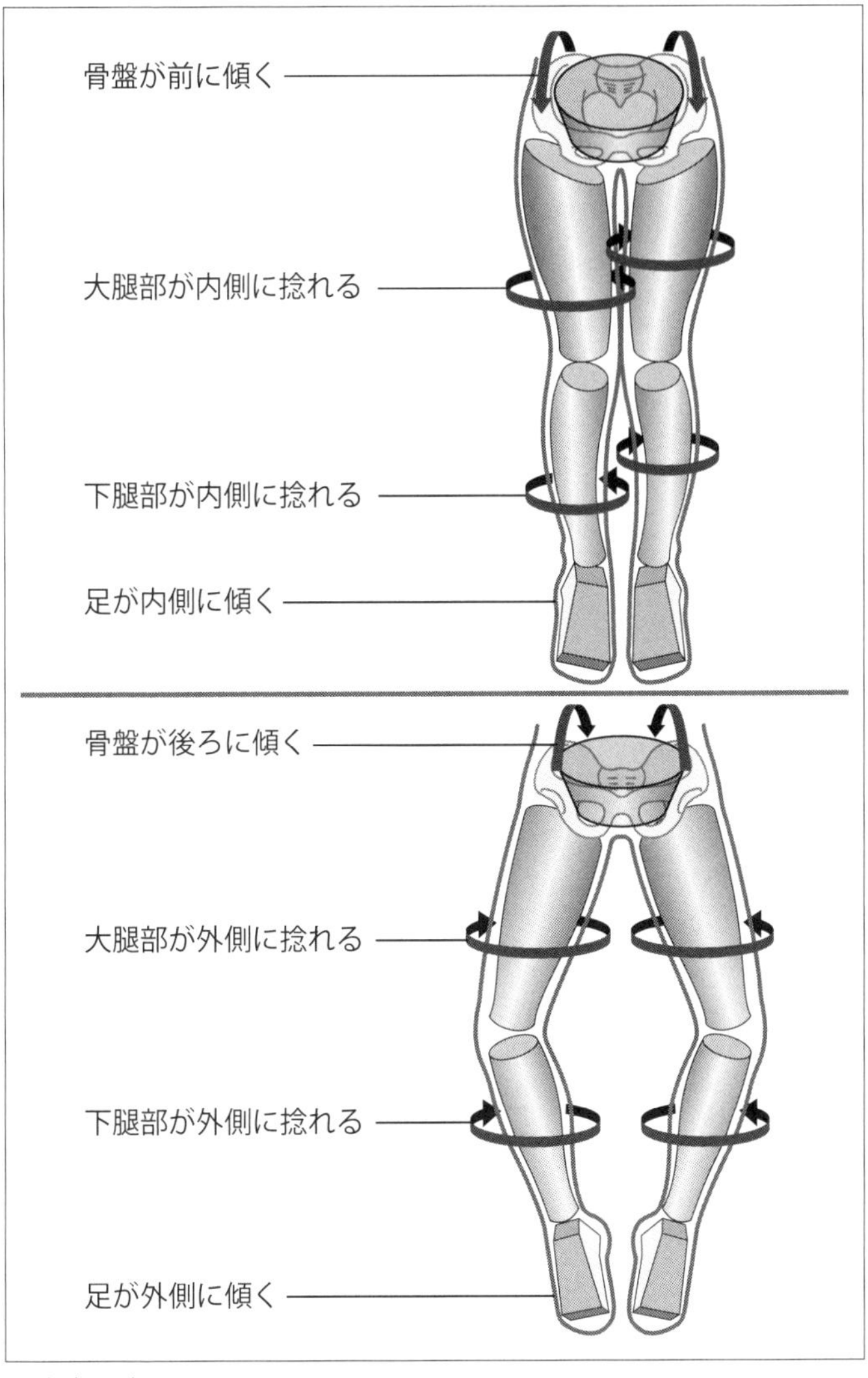
骨盤が前に傾く
大腿部が内側に捻れる
下腿部が内側に捻れる
足が内側に傾く
骨盤が後ろに傾く
大腿部が外側に捻れる
下腿部が外側に捻れる
足が外側に傾く

下半身の崩れ

また足の崩れがひどくなると、これらとは違った変化が見られます。じつはこのようなケースは珍しくなく、パターン2でよく見られます。

足が外側に傾くと下腿部が外側に捻れますが、足の傾きや下腿部の捻れの程度がひどいと、これ以上外側に崩れないように同側の大腿部内側の筋肉を使って太ももを閉じようとします。そうなると大腿部は内側に捻れます。

つまり、下腿部は外側に捻れているのに、大腿部は内側に捻れるという状態になります。この状態になると膝は捻れて痛みが生じることがあります。さらに、大腿部が内側に捻れることで骨盤は前傾することになります（69頁・下段の図）。足元がパターン2の場合は骨盤が後傾するのが一般的ですが、このような通常とは異なる崩れ方をするケースもしばしば見られます。

体の崩れ方やバランスのとり方は一様ではなく、人それぞれで例外もあります。

・下半身の崩れは上半身に連鎖

次に、下半身の崩れはどのように上半身に連鎖するのかをみていきましょう。

前述したように足指を踏みしめて使えないと、体の前側の筋肉を過剰に使います。と

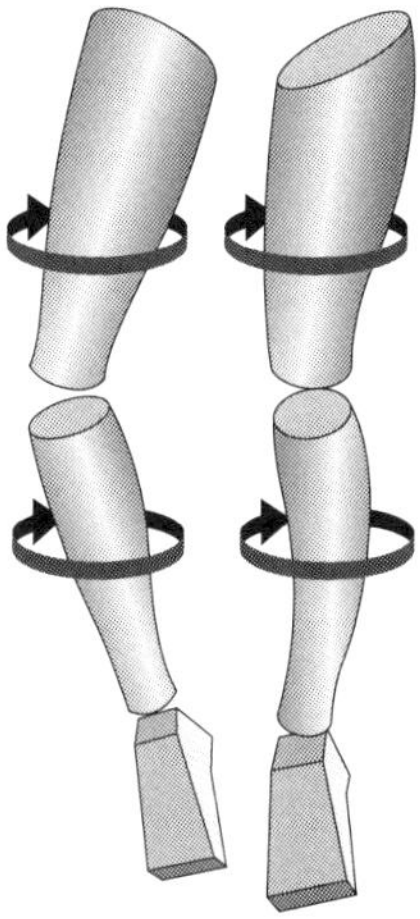

左足はパターン１で、
大腿、下腿ともに
内側に捻れている。
右足はパターン２で、
大腿、下腿ともに
外側に捻れている場合

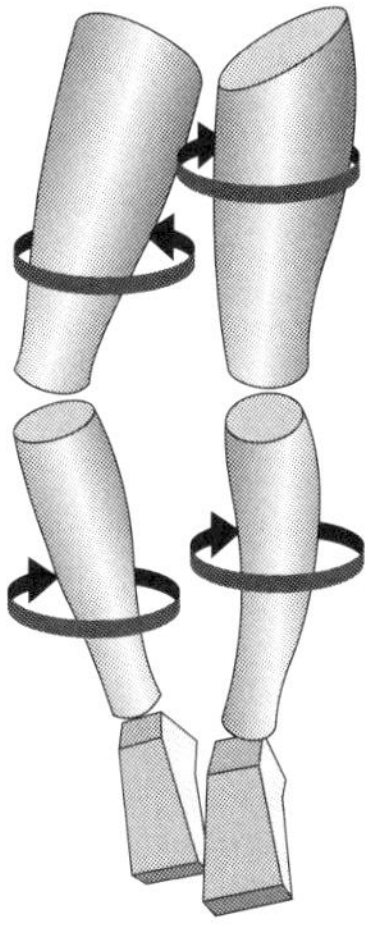

左足はパターン１で、
大腿、下腿ともに
内側に捻れている。
右足はパターン２で
下腿は外側に捻れて
いるが、大腿は
内側に捻れいてる。

下半身の崩れ

くに大腿部の前側の筋肉が縮こまり固まることで、骨盤の前傾が常態化します。

骨盤が前傾している人は非常に多いのですが、その場合は、崩れが上半身にどのように連鎖していくのかをみてみましょう。

骨盤が前傾すると、上体を起こそうとして腰椎を過剰に伸展させます。そうなると反り腰になり、腰に負担がかかります。過剰に収縮した腰の負担を減らすために、胸椎を丸めるようにしてバランスを取ります。これが猫背です。

猫背になると肩甲骨は外側に引っ張られ、さらに前方に巻いていきます。この状態が続くことで巻き肩になります。

さらに巻き肩がきつくなると、胸から首の前の筋肉が収縮して頭部が前方に傾いていきます。この状態が続くと、ストレートネックへとつながっていきます。

このように足指からの崩れは全身の崩れとなって連鎖していくのです（71頁の図）。

骨盤が前傾している上半身の崩れのパターンをお伝えしてきましたが、次に骨盤が横に傾いたときの上半身の崩れのパターンをお伝えします。

足元がパターン1で骨盤が外に傾き下がってくると、同じ側の肩を上げてバランス

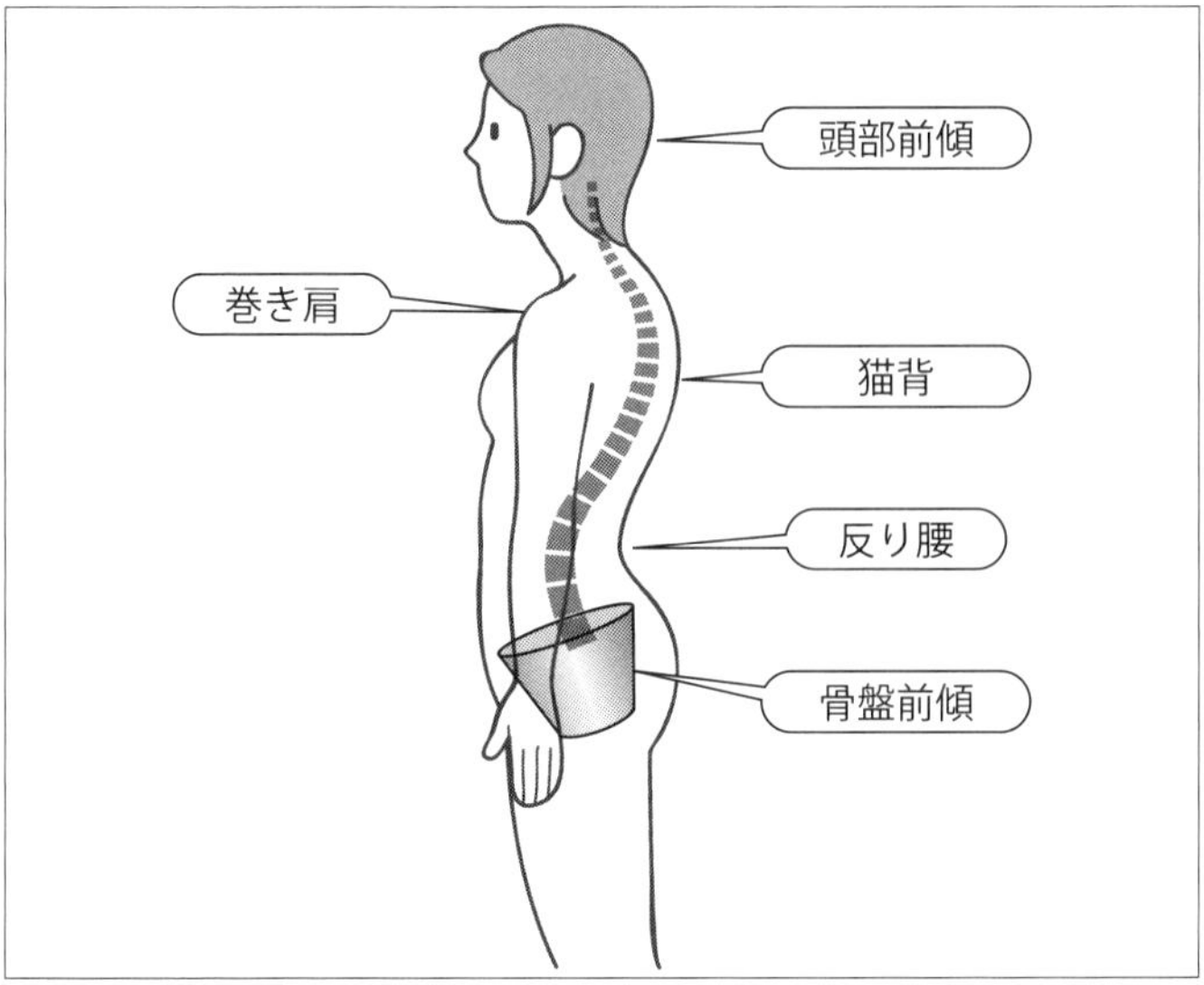

全身の崩れ

を取ろうとします。一方で、足元がパターン2で骨盤が上がってくると、同じ側の肩を下げてバランスを取ろうとします（73頁・左側の図）。これが傾いた状態を元に戻そうとする一般的なパターンですが、下半身からの崩れがひどくなるとこのケースにも違った変化が見られます。

足元がパターン1で骨盤が外に傾き下がっているのに、同じ側の肩も下がっている場合があります。これは下半身からの崩れがひどすぎて上半身まで下方に引っ張られている状態です（73頁・右側の図）。

このように崩れが一般的なケースか

ら逸脱すると、症状はひどくなる傾向があります。つまり、運動の連鎖が完全に破綻してしまうくらい体が崩れているといえます。

こうした体の崩れが足指の崩れからはじまっていることはこれまで述べてきたとおりです。そこが崩れると、下半身から上半身へと崩れが連鎖していき、頭部にまで影響が出てきます。たかが足指くらいと思われるかもしれませんが、足指の崩れを改善しないまま症状が出ている箇所をいくら改善しようとしても、すぐに元に戻ってしまいます。なぜなら根本を改善していないからです。足指の改善は一見遠回りのようで、じつはあらゆる症状の改善への近道なのです。

足指が崩れるパターンを知っておくと、それを改善する方法にもパターンがあるということを理解しやすくなります。ですから、このことを知っておくと、3章でご紹介する改善方法も実践しやすくなります。

ここまで述べてきたことは、私が患者さんたちに説明している内容です。文字にすると一見難しそうに感じるかもしれませんが、実際目の前で説明すると原理は至ってシンプルで、どの患者さんもとてもわかりやすいと納得してくださります。

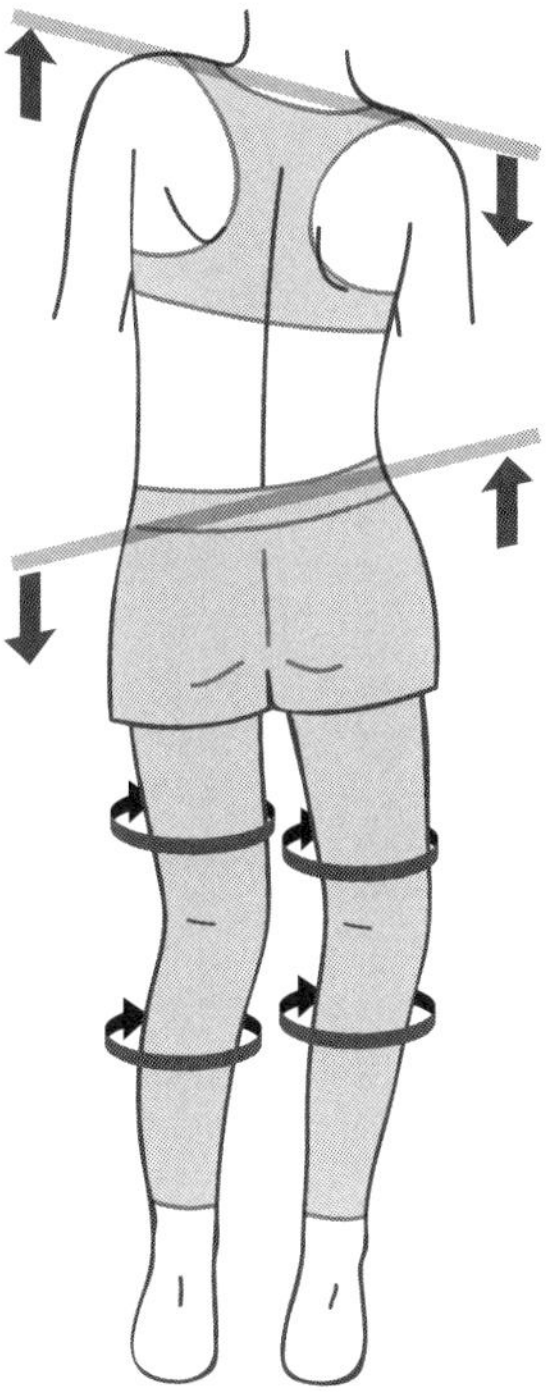

左足はパターン１で、左足が内側に傾き、大腿、下腿ともに内側に捻れ、骨盤の左側が下がり、左肩は上がる。
右足はパターン２で、右足が外側に傾き、大腿、下腿ともに外側に捻れ、骨盤の右側が上がり、右肩が下がる。

崩れの一般的なケース

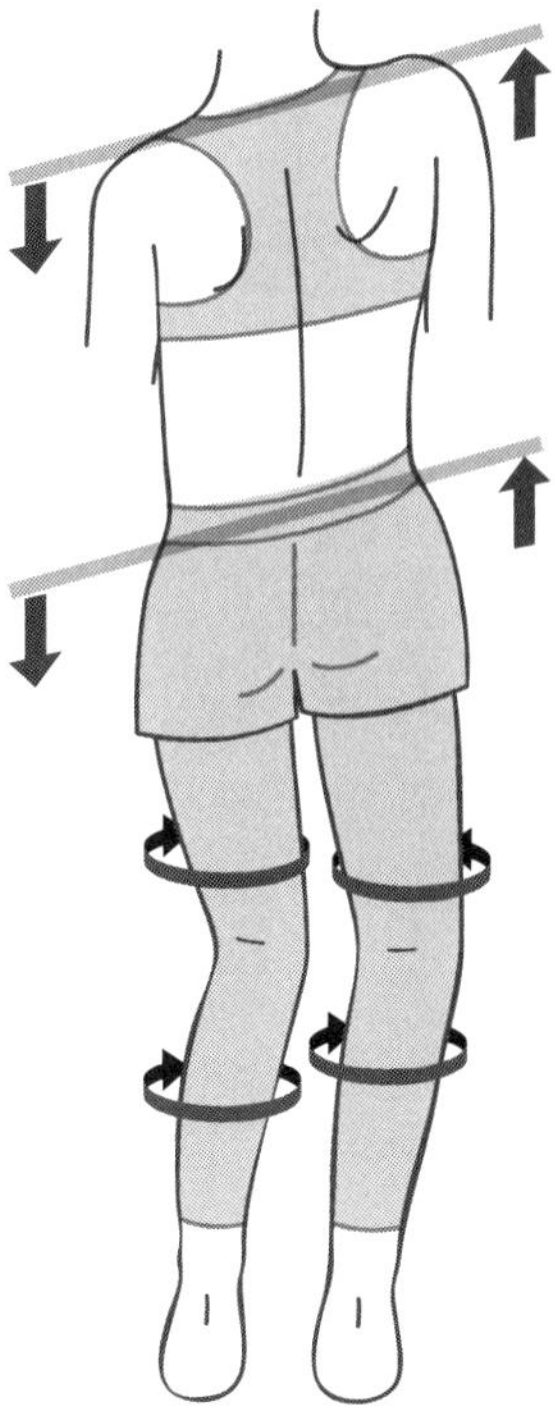

左足はパターン１で、左足は内側に傾き、大腿、下腿ともに内側に捻れ、骨盤の左側が下がり、左肩も下がる。
右足は外側に傾き、下腿は外側に捻れるが、大腿は内側に捻れる。骨盤の右側は上がり、右肩も上がる。

崩れがひどいケース

・体に良いことをすると同時に良くないことを減らすことも大事

じつはもう一つ、足指を改善するのと同じくらい、健康を維持するうえで重要なことがあります。それは、**体にとって〝良いこと〟をするのは大切だが、それと同じくらい体にとって〝良くないこと〟をしないようにすることも大切だということです。**

たとえ体に良いエクササイズを毎日行なっていたとしても、日常生活で体に良くないことをくり返し行なっていたら、体の不調はなかなか改善されません。当院に来院される患者さんにもよく見られることです。

しかも問題なのは、大半の方がそのことにまったく気づいていないことです。その証拠に、問診時、私が患者さんに「不調の原因はなんだと思いますか」と尋ねても、足指の崩れだけでなく、よくわからないと答える方が大半なのです。

それはズバリ、足指の使い方をはじめとして、どのようなことが体にとって良くないのかを認識されていないからです。ですから、くり返す体の不調を改善しようと思ったら、足指と体全体のつながりを理解したうえで体に良いことをすると同時に、良くないことは何かを知って、それを減らしていくことも大事なのです。

そこで次の2章では、気づかぬうちに不調につながる生活習慣や体の使い方のクセについてお伝えします。そこに出てくることをやめることで、はるかに改善の効率が高まります。

読者の皆さんも、次の2章に出てくるようなことを無意識に行なっていないか、確認しながら読んでみてください。

2章

不調につながる生活習慣や体の使い方を徹底チェック

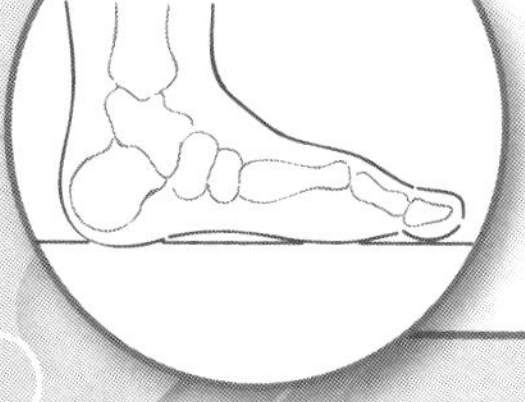

歩き方

・足を前に振り出して歩行していませんか？

さまざまな不調で当院に来院される患者さんの体をチェックしていくと、多くの場合、太ももの前側が縮こまっているケースがよく見られます。そのような方の歩き方を見てみると、大半の方が足を前に振り出して歩いています。このような歩き方は太ももの前側を使うので、その部分が縮こまって固まっているのです。

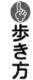

すでに何度も述べてきたように、このような歩行をする方たちに共通しているのは足指を正しく使えていないということです。足指が浮いたり反り上がったりしていて、足指で踏みしめて蹴ることができていません。そのために、足裏からふくらはぎ、太ももの後ろ側、お尻、腰や上半身の後ろ側にある筋肉はほとんど使わず、体の前側の筋肉を過剰に使って足を前に振り出して歩くようになるのです。

しかも、日常生活では上半身の前側を使って作業をすることが多いため、体全体で前側の筋肉を使いすぎる傾向があります。その結果、前側の筋肉はいつも縮こまり、それに引っ張られている後ろ側の筋肉は伸びたまま固まっています。結果として、体の前側の筋肉は縮こまって固まり、体の後ろ側の筋肉は弱化していくのです。

そのような状態が顕著なほど、太ももが太く、出っ尻になるなどボディバランスが悪くなり、反り腰、猫背、巻き肩などで姿勢も悪くなります。さらにそこから、腰痛や肩こりなどといった不調も出てきます。

何も意識せずに歩行している人は、足を前に振り出して歩いていることが多いように思います。皆さんも、普段の歩き方を振り返って確認してみてください。

・足指を使って歩行しよう！

これまで、太ももの前側の筋肉を使って前に振り出して歩くのではなく、体の後ろ側の筋肉をうまくつなげて歩行することが大切だとお伝えしてきましたが、そのためには、まず3章でご紹介する「足指はがし」で足指を正しく使えるようにしておく必要があります。先に足指を使える状態にしておかないと、どんなに足指を意識して歩いても、実際には足指が動かなくて正しく使えないことも多いからです。

「足指はがし」で足指を広げて踏みしめられる状態にし、歩行する際には足指まで、とくに親指までしっかりと踏みしめて、足の親指で後ろに蹴って歩くように意識します。そうすると、足裏の筋肉を万遍なく使うことができ、ふくらはぎ、太ももの後ろ側、お尻の筋肉といった体の後ろ側の筋肉を使うことができるようになります。

この歩行ができるようになると、足指がしっかりと地面を踏みしめていることを実感できるようになり、足元に安定感が出てきます。また、足の前側の筋肉を過剰に使うことがなくなるので、体の前側と後ろ側の筋肉の使い方のバランスが良くなり、筋肉全体のバランスも良くなります。

そして驚くことに、筋肉のバランスが良くなると骨の位置の収まりも良くなり、体の歪みが改善していきます。このような状態になると、気づいたら体の不調も改善していることでしょう。

・スマホ歩きは厳禁

今や、外を歩いていると当たり前の光景になった「スマホ歩き」ですが、危険という以外にも大きなデメリットがあります。

歩行するとき当然足を使って歩くのですが、歩行の大切なポイントは下半身と上半身のつながりです。つまり、足に合わせて腕を振ることがとても大切なのです。左足を前に出しているときは、右腕を前に振り、右足は後ろに蹴って、左腕は後ろに振っているという具合に、前後左右のバランスを両腕、両足でとりながら歩行するのが正しい歩き方です。

ところが、スマートフォンを見ながら歩くと、スマートフォンを持っている手は固定された状態でほとんど動かすことはありません。そうなると、上半身と下半身のつながりが悪くなり、縮こまった箇所が出来てしまいます。

しかも多くの場合は無意識に同じ手でスマートフォンを持っていることが多く、体の左右で筋肉のバランスが崩れてきます。また、スマートフォンを見続けることで頭部が前方に倒れ、姿勢の崩れとともに肩こり、首こりといった症状にもつながります。

常に肩や首がこっている人や、姿勢が悪い人は「スマホ歩き」が習慣化しているせいかもしれません。「スマホ歩き」をやめてしっかりと腕を振り、上半身と下半身の動きのつながりが良くなるように意識してください。

・歩行時の目線は下ではなく前に向ける！

皆さんは歩いているとき、目線を意識したことがありますか。

歩行している様子を見ていると、目線が下に向いていることが意外と多いことに気づきます。じつは下を向いて歩くのは良くない歩き方なのですが、なぜ良くないと思いますか。それは、目線を下に向けて歩くと、頭が前に傾くからです。その状態が続くと、体の前側の筋肉が縮こまり、それが下半身にまで連鎖していきます。

体の前側の筋肉とは、首の前、胸、お腹、股関節の前、太ももの前、すねの前、足の甲の筋肉などですが、目線が下を向くことで全身の筋肉にまで影響が及んでいくのです。

下半身の前側の筋肉が縮こまると、足指をしっかり使って歩けなくなり、小股でとぼとぼ歩くようになります。そして、本来動かなければならない股関節の動きが小さくなることで、腰に負担がかかって腰痛が出てくることもあります。

そうならないために、歩くときは目線を真っ直ぐ前に向けて、体の前側の筋肉が縮こまらないように意識して歩きましょう。そして、足指で地面を踏みしめて蹴り、股関節の前側が伸びるのを意識しながら歩いてみてください。

その第一歩として、歩くときにはスマートフォンを鞄に入れ、目線は前を意識して歩くようにしてみましょう。目線を意識するだけで、姿勢や体の動きを変えていくことができます。

・散歩や通勤のコースはいつも同じルートになっていませんか？

皆さんは道を歩くとき、何かを意識していますか。じつは、ただ何気なく道を歩いていると不調に陥ることがあります。

これまで、道を歩いているときに違和感を覚えたことはありませんか。患者さんのなかには「舗装された道路を歩いているはずなのに、なぜか歩きにくい」と言う方がしばしばおられます。

このような方の体をチェックしていくと、たいてい重心が一方に傾き、体が歪んでいます。そこで、足元から骨格の位置を矯正し、体幹のバランスを調整して重心を中心に戻すと、「すごく歩きやすくなった」と言って喜んで帰られます。しかしながら、そのなかの数人は「施術後数日は調子が良かったが、4～5日経ったあたりから、また違和感が出てきた」と言って再び来院されるのです。

これはいったいどうしてなのか探っていくと、こんなことがわかってきました。近年、健康志向が高まり、高齢の方でも、体が衰えないように散歩をしているという方が増えました。その際、どんな道を歩いているのか聞くと、たいていの方は慣れた道を毎日歩くという方が多いように感じます。

じつは、ここに落とし穴があるのです。多くの道路は、舗装されていたとしてもフラットではありません。雨水が道路に溜まらないように道路の両脇は傾斜しています。ご自身が歩いている道路を一度じっくり見てみてください。きっと同じ側に傾斜していると思います。

たとえば、左に傾斜した道を毎日歩いていると、体重が左足の小指側に乗るようになってしまいます。そうなると、履いている靴は左足の外側部分が削れていきます。まだ若い方であれば、道路の傾斜に抵抗できる筋肉があるので重心も崩れないかもしれませんが、高齢になって筋肉が弱くなってくると、道路の傾斜によって体のバランスが崩されてしまうこともあるのです。当院で体のバランスを整えても、また同じ道を歩き続けることで、再びバランスが崩れてしまったというケースもあります。

そうならないために、まずいちばん先に確認していただきたいことは、ご自身の靴のチェックです。もし、かかとにすり減りがある場合は、かかとが削れていない靴に替えていただくか、靴の削れた箇所を修理することをおすすめします。そのうえで、散歩や通勤のコースをできれば何パターンかつくって、体が同じ側に傾かないように、歩く道を変えてみてください。

このように、日常の何気ない習慣を意識して変えることで、体の傾きが改善していくこともあるのです。

もちろん、足の親指までしっかりと踏み込んで歩くことも心がけてください。そのためにおすすめの方法をご紹介します。

〈足指をしっかり踏み込んで歩くための方法〉

床に座った状態で、足の親指だけを使って、壁をぎゅーっと押すという方法です。これを毎日10回2セットくり返すと、足の親指まで踏みしめて歩けるようになります。ぜひお試しください。

座り方

・足の裏はしっかりと床に着いていますか？

最近、電車の中で座っている方の姿を見るとほとんどの方が猫背です。私の院に来院される患者さんも、やはり同様に姿勢の良くない方が大半です。

高齢になってきたからといって必ずしも姿勢が悪くなるわけではありません。高齢の方でも、背中がしっかりと伸びて姿勢の良い方はたくさんいらっしゃいます。

逆に、最近は小・中学生のお子さんを持つ親御さんから、「子どもの姿勢の悪さが気になるから診てほしい」という相談を受けることが多々あります。お子さんの丸くなった姿勢を見て「背中を伸ばしなさい！」と注意する親御さんがけっこうおられますが、なぜ、お子さんが猫背になるのか、その原因を知ることなく、無理やり背中をまっすぐにさせようとしても姿勢は良くなりません。

じつは、猫背の原因は足元にあるのです。猫背の方の足元を見ていくと、足指をしっかりと使えていないことがほとんどです。つま先は丸くなって地面から浮いています。そして椅子に座っているときにも共通点があり、両方の足裏全体が床に着いていません。

患者さんに普段の座り方を聞いてみると、猫背かどうかに関係なく、両足の足裏全体を床に着けて座っていないことがとても多いのです。無意識につま先やかかとしか床に着けていなかったり、足を組んで座っていたりすることも珍しくありません。

たとえば足を組んで座ると、左右の骨盤の骨の位置が非対称となり歪んでくるので、当然、腰に負担がかかってきます。そのことはなんとなく頭ではわかっていても、つい楽だからしてしまうという方も多いようです。しかし、楽だからといっていつも足を組んでいると、骨盤は歪んだ状態で固まり、腰痛が慢性化する原因になります。

また、かかとしか床に着かない状態だと、上体が後ろに崩れ、背中が猫背になったまま椅子の背もたれに寄りかかる状態になります。この座り方が習慣化していくと、下腹部の筋肉、背筋を共に使わなくなり弱っていきます。

逆にかかとが床に着かず、つま先だけが床に着いた状態で椅子に座っていると、膝の位置が股関節の位置よりも高くなりやすく、股関節はより縮こまります。この状態が続くと、結果的に股関節の前側が縮こまり、腰に負担がかかる原因になります。

このように足裏全体が床に着いていないと、骨盤が歪んだり腰への負担が大きくなります。

両方の足裏全体を床に着けて座ると、体の土台が安定し、姿勢が良くなります。皆さんも椅子に座るときは、意識して足裏全体を床に着けて座るように心がけましょう。

・ソファに長時間座っていませんか？

休日は自宅でゆっくり過ごす、という方は意外と多いのではないでしょうか。自宅でゆっくりと体を休めるのは問題ないのですが、家にいる時間が長くなればなるほど座り方には気をつけなければなりません。

ぎっくり腰で来院された患者さんに「何か腰に負担がかかることをしましたか？」と聞くと、「昨日はソファに座り一日中テレビを見ていただけで、とくに腰に負担がかかることはしていません」という答えが返ってくることがよくあります。

体を動かしてどこかを痛めたときは記憶に残りやすいのですが、動かないことはあまり記憶に残りません。しかし、実際は体を動かさなすぎるというのも腰には負担がかかるのです。

長時間、筋肉を動かさないと血液の循環が悪くなり、筋肉が硬くなります。そういう状態のまま急に体を動かそうとすると、ぎっくり腰などさまざまな痛みが出やすくなります。

とくにソファは座面も背もたれも斜めになっていることが多く、腰掛けるとお尻が深く沈み、背もたれにゆったりともたれかかるようになります。材質が柔らかいソファほど、そうなりやすいと思います。

そんな状態でソファに長時間寄りかかって座っていると、お腹のインナーマッスルを使って体を起こしている時間が少なくなり、下腹部の筋肉は弱っていきます。また、背中を伸ばすことも少なくなるので、背中の筋肉も弱っていきます。

ですから体のことを考えると、なるべくソファには座らないほうがいいのです。しかし、そうはいってもソファに座ることは多いでしょうから、座るときは次の点を意識してください。

❶ソファに長時間座り続けない
❷なるべく背もたれに寄りかからない
❸材質が硬めのソファにする

以上の点に気をつけて、ソファを使うのはほどほどにしてください。

・顎《あご》を突き出して座っていませんか？

パソコンやスマートフォンを見る生活が当たり前になっていますが、それらを使っているときは顎を突き出して座っていることが多く、これは姿勢が崩れる原因になります。

姿勢を改善したいと言って来院される患者さんの体をチェックしていくと、だいたい「反り腰・猫背・巻き肩」の3点セットが揃っています。さらに、問診をして現在の体の状態をうかがうと、ほとんどは腰痛、肩こりといった定番の症状を抱えていて、なかには「食いしばり」や「歯ぎしり」の症状を訴える人もいます。

とくに猫背で頭が前方に傾き、顎が前に突き出た姿勢になっている人は、これらの症状が現われやすいので注意が必要です。また、顎を前に突き出すと、上下の奥歯を嚙みしめがちになります。デスクワークで集中していると無意識に姿勢が悪くなり、知らないうちに歯を食いしばっているかもしれません。

パソコンやスマートフォンを長時間見ているときも、顎が前に突き出た姿勢になりやすいので注意しなければなりません。もし、そのことに気づいたら、顎を引くことを意識してください。

顎を引くと奥歯を噛みしめにくくなります。顎を引いた姿勢をなかなか長時間維持できないという人は、両足の足裏全体を床にしっかりと着けて座ってみてください。そうすることで、骨盤が起き背中が伸びて、顎を引きやすくなります。

ここで食いしばりや歯ぎしりが体にどういう影響を及ぼすのか、詳しく見ていきましょう。

食いしばりや歯ぎしりをすると歯に圧力がかかり、顎周辺や首、頭の筋肉、そして血管にもストレスがかかります。そうすると肩や首がこるだけではなく、他にもさまざまな不調が生じてきます。その代表例をご紹介します。

まずは、肩や首のこりに併発しやすい「頭痛」です。そのなかでも歯ぎしりなどによってもっとも多く見られる頭痛が、筋肉の緊張からくる「緊張型頭痛」です。日中の食いしばりや夜間の歯ぎしりによって歯に圧力がかかると、首、頭の筋肉も同様に緊張し、血液やリンパ液の流れも悪くなって静脈の圧が高くなります。こうなると、むくみを生じ筋膜《きんまく》が張って緊張型頭痛が出やすくなるといわれています。

もう一つ起こりやすいのが「めまい」です。

めまいと、先ほどの緊張性頭痛を訴える方には、よく見られる共通点があります。それが側頭骨の歪みです。左右の側頭骨《そくとうこつ》の位置がずれているのです。とくに食事をするときにいつも同じ側の歯で嚙んだり、いつも同じ向きで寝たり、片側だけ頬杖をついたりしている場合は、側頭骨に付いている側頭筋《そくとうきん》という筋肉が片側だけ緊張してきます。この状態にさらに食いしばりや歯ぎしりが加わると、側頭筋の緊張はより一層強くなり、側頭骨の位置が歪んでしまうのです。

側頭骨は耳を形成している骨でもあるので、この骨の位置が歪んでしまうと、耳の内部に異変が生じ、めまいが起こりやすくなります。また、過剰な側頭筋の緊張により、緊張性頭痛も起こりやすくなるのです。

さらに、左右の側頭骨の位置の歪みによって「顎関節《がくかんせつ》症」を引き起こすこともあります。顎関節を構成している骨は、左右の側頭骨と下顎骨《かがくこつ》です。顎関節は左右の側頭骨に下顎骨がハンモックのようにぶら下がった状態にあるので、側頭骨の位置が左右で異なると、下顎骨も傾いたり捻れたりして、口を正常に開閉できなくなるのです。

その他、左右の側頭筋に緊張の差があると、「顔のしわ」にも影響が出てきます。じ

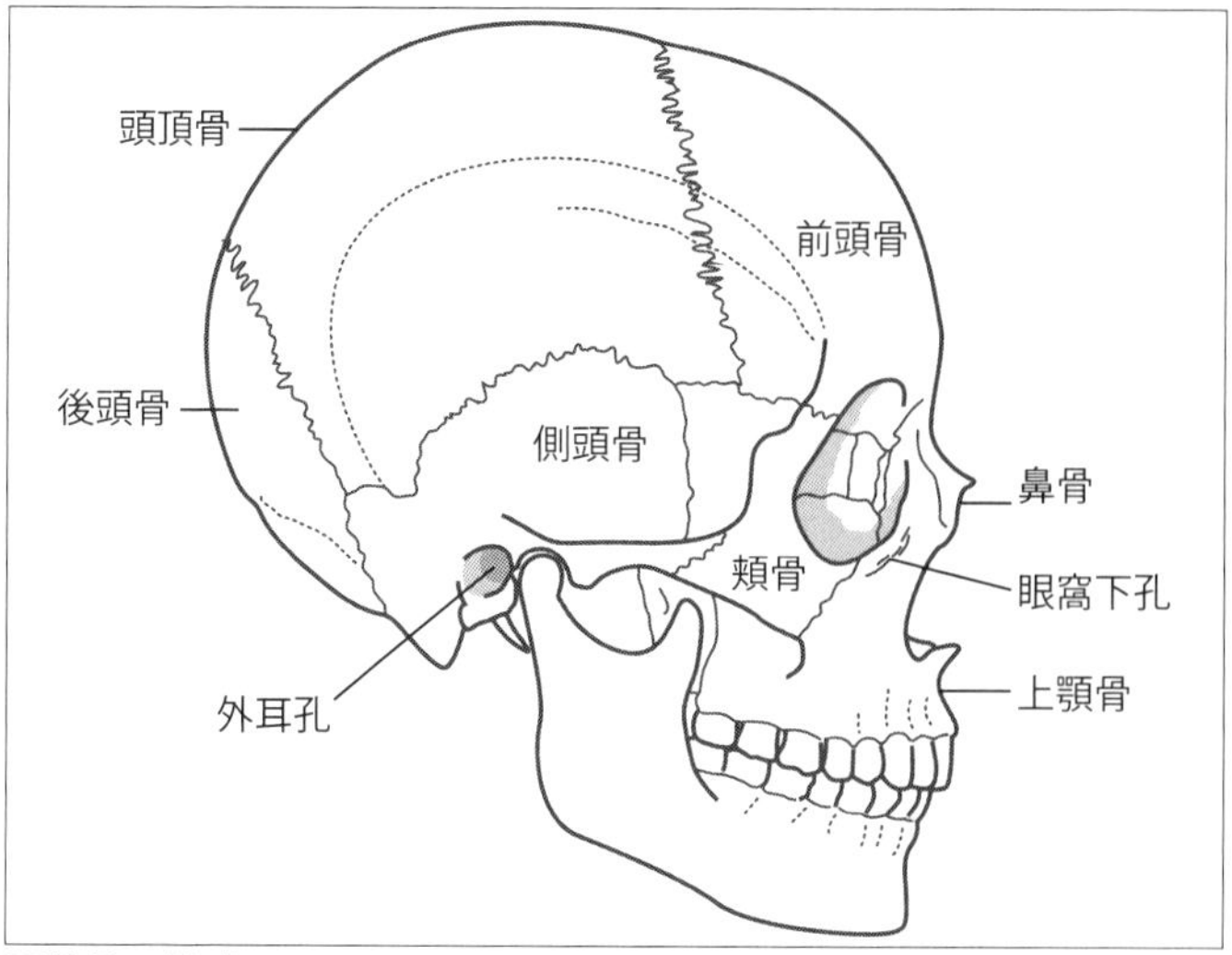

頭蓋骨の構成

つは、ほうれい線と側頭筋の関係は深く、側頭筋の収縮がきつくなると、ほうれい線も深くなります。

以上のように、食いしばりや歯ぎしりによってさまざまな不調が生じてくるので、まずは、顎を引く意識を持ってください。そうするだけでも姿勢の悪さや症状が軽減していきます。

・テレビは正面から見ていますか？

座ってテレビを見るときに気をつけたいことがあります。それは、テレビの正面に座って見ることです。

「そんなこと言われなくてもわかっているよ」と思うかもしれませんが、患者さんと話をしていると、意外にも多くの方がテレビを正面から見ていないのです。自宅の部屋の間取りにより、なかなかテレビの正面に椅子を置けないという方もいるのかもしれませんが、それでは体を捻ってテレビを見ることになります。しかも、たいがい同じ方向に体を捻って見ています。

これが毎日続くと、体が捻れた状態で筋肉が硬くなり、骨の位置も崩れていきます。たとえテレビが正面にあっても注意しなければならないのは、食事の時間にテレビを見ている場合です。家族で食事をしていると、何人かはテレビを正面から見ていないことが多いと思います。私が患者さんにお聞きしたなかでも、このパターンは実際に多くのご家庭に当てはまりました。

食事のときにテレビを見るのであれば、できるかぎり正面に座るようにし、もし正面に座ることができない人がいたら、テレビの画面は見ずに耳だけで聞くようにしましょう。そして食事が終わってから正面に移動して見るようにしましょう。

画面を見るのはテレビだけではありません。職場のパソコンの位置にも注意が必要です。職場には複数のパソコンのモニターがあり、それらを見て仕事をしている方が意外に多いようです。

そういう場合は、テレビと同様、正面から見るように心がけてください。そのためにはキャスター付きの椅子に座り、見るモニターが変わるたびに椅子を動かし、体の正面にモニターがある状態にしてください。

・毎日座る位置が同じになっていませんか？

テレビの前に座る位置とも関連しますが、いつも座る位置や方向が同じということは意外に多いと思います。それが体の不調につながっていることもあります。

これは小さなお子さんがいる女性によくある話なのですが、いつも自分のどちらか隣にお子さんを座らせてご飯をあげているとします。このような場合、女性は食事を与えるたびに体を左右どちらか一方に向けることになります。この状態が続くと、筋肉は一方に捻れて固まり、骨盤も歪んで腰痛を発症する原因になるのです。

このように何気なく行なっている生活習慣、しかも激しい動きを伴わないような静かな動きは、徐々に体の歪みや不調をもたらすので、不調が出たときに何が原因かを突き止めるのも難しくなります。皆さんのお話を聞いていても、まさか座っている位置や、体を同じ方向に捻っていることが原因だとは夢にも思わなかったとおっしゃいます。

しかし、実際に自分の座る位置を日ごと、週ごとに変えると、それだけで腰痛などの症状が改善したという例は意外に多いのです。体の捻れの方向を変えることができ、固まっていた筋肉の緊張をリセットすることができるからです。

もし毎日同じ場所に座っているとしたら、ときおり座っている位置を変えてみてください。ご家族でちょくちょく席替えをするのもおすすめです。

・マッサージチェアの落とし穴!?

ここでお伝えするのは、マッサージチェアにまつわる実際にあったお話です。じつは、このような話は数件ではありません。私が診た方たちだけでも、この20数年で少なくとも数十件は起こっています。決して珍しい話ではありません。

実際にマッサージチェアで起こった出来事とは、マッサージチェアに座って、体の背面を念入りにほぐし、いざ終わって立ち上がろうとした瞬間、まさに腰が抜けてしまい立ち上がれなくなってしまったというケースです。その後も、体が前に曲がった状態でまったく体を起こすことができなくなり、その状態のまま私の院に来院されました。

いったい何が起きたのでしょうか。腰から背中、肩、首の後ろなど、体の後ろ側に何かしらの症状がある方は多くいます。そういった方は、つらい症状の首、肩、腰をマッサージチェアで揉みほぐしたいと思うのでしょう。しかも多くの方が、硬くなった筋肉をマッサージチェアでほぐすのは体にいいことだと考えています。

しかし、じつはこれが落とし穴なのです。これまでにも再三お伝えしていますが、人は、普段の生活の中で体の前側の筋肉を使うことが多く、実際、体の前側の筋肉が縮こまっている方が多くいます。

たとえば、パソコンでデスクワークをしているときや車の運転をしているときは、ずっと座り続けているので股関節は常に曲げた状態になっています。つまり、股関節の前側はずっと縮こまっています。それが長時間続くと、骨盤を起こすことができなくなり、腰が前に曲がって固まっていくのです。

もうひとつ例を挙げると、キーボードを打ち続けたり、ハンドルを握って運転をしたりするとき、首の前側から胸にかけての筋肉は縮こまった状態になります。すると、巻き肩や猫背になりやすく、肩や背中は伸ばされて固まります。

すでにご説明したとおり、症状が現われやすいのは根本原因（真犯人）である前側の筋肉に引っ張られて固まっている後ろ側の筋肉（被害者）です。

引っ張られて固まっている筋肉は、多くの場合引っ張られながらも、筋肉を硬く緊張させることで何とかバランスを保っています。しかし、多くの方は根本原因（真犯人）である縮こまって固まっている筋肉をほぐすのではなく、症状を感じている肩、背中、腰といった「被害者」である引っ張られて固まった筋肉をほぐしてしまいがちなのです。

そうするとどうなるかというと、それがまさしくマッサージチェアで起きた出来事で、必死に緊張して体のバランスを保っていた体の後ろ側の筋肉がマッサージで急に緩んでしまい、均衡が崩れた結果ぎっくり腰を引き起こすといったことにつながるのです。せっかくマッサージチェアを使用したのに、ぎっくり腰になった理由はここにあります。

最近のマッサージチェアは、かなり進化して、さまざまなメニューが備わっていますが、どれを選択するか決めるのは自分自身です。マッサージチェアは、その人の体の状態を感知してメニューを選択してはくれません。ですから好きなメニューを選択してマッサージを行なっていると、自分の体には強すぎたり、緩めてはいけない箇所まで緩めてしまったりすることもあるので注意が必要です。

大切なことは、日常で縮こまりがちな体の前側の筋肉はストレッチやマッサージで緩めるように心がけ、逆に体の後ろ側の筋肉はしっかりと使う意識を持つことです。

寝方

・横向きで寝ることによる弊害

当院における患者さんの不調箇所の統計を見ると、腰と肩の割合が圧倒的に多いことがわかります。そのなかでも、コロナ禍などの影響で運動不足になっているせいか、最近は五十肩で来院される方が増えています。

問診をすると、運動不足以外にも共通点が見えてきます。それは眠るときの姿勢、つまり「寝方」です。とくに五十肩の方は圧倒的に横向きで寝ていることが多いのです。

横向きで寝ると、片側の肩は布団やベッドに圧迫されます。しかもいつも同じ方向を向いて寝ている方が多いので、そうなるといつも同じ側の肩が圧迫されます。

また、圧迫されるだけでなく肩が巻き込まれて巻き肩になるケースも多くなります。巻き肩になると、肩甲骨は肋骨《ろっこつ》の背中側に張りついてしまい、動きが制限されるようになります。

もう少し、このことを説明します。肩を動かす場合には、肩関節の動きだけではなく、肩甲骨自体の動きも重要になります。つまり、肩関節と肩甲骨両方が正常に動くことで、肩を最大可動域まで動かすことが可能になるのです。しかし、横向きで寝ると、上腕骨《じょうわんこつ》が内側に捻れ、肩甲骨も張りついてくるので肩関節、肩甲骨両方の動きが制限されてしまいます。また、片側の肩だけが毎日圧迫されることで血行が悪くなり、激しい痛みも出てくるようになるのです。

五十肩の場合は、こういった痛みや可動域制限のほかに、巻き肩、猫背といった姿勢の悪さも伴います。

姿勢が悪くなると、見た目の悪さだけでなく、前胸部《ぜんきょうぶ》の周辺の筋肉が収縮し、肋骨の動きが悪くなります。肋骨の動きが悪くなると、肋骨と肋骨の間にある肋間筋という筋肉も収縮して硬くなります。

この筋肉は呼吸との関連が深いので、この部分の動きが悪くなると、呼吸も浅くなります。呼吸が浅くなると睡眠の質も悪くなり、睡眠時間を十分取っているにもかかわらず、疲労がなかなか抜けないといった症状が出てくることもあります。

五十肩にならないためには、まず寝方を変えてみましょう。もし横向きで寝ている場合は、仰向けで寝るようにしてみてください。仰向けの姿勢は左右対称の寝方で、片側の肩だけ圧迫されることはないうえ、巻き肩になることもなく胸も開放されます。そして姿勢の改善にもつながり、深い呼吸ができるようになります。

ただし、喘息などの呼吸器疾患、心臓疾患、妊娠後期の方などは仰向けより横向きで寝るほうが楽に呼吸しやすい場合もあるので、そのような方は無理に仰向けで寝る必要はありません。また、就寝中に寝返りで横向きになることはまったく問題ありません。ただ寝はじめから横向きで寝るのはやめ仰向けで寝るように心がけてください。

・うつ伏せは避けましょう！

仰向けや横向きで寝る方が大半ですが、まれにうつ伏せで寝る方がいます。なかには、うつ伏せでないと寝られないという方もいらっしゃいます。

私は患者さんに「なるべくうつ伏せで寝るのはやめましょう」とお伝えしています。

なぜなら、うつ伏せには多くのデメリットがあるからです。

まず挙げられるのは、反り腰になるということです。一般的に反り腰の方は多いのですが、うつ伏せで寝ている方はほぼ全員といっていいほど反り腰になっています。反り腰は、腰椎が狭窄し筋肉も収縮するので、腰痛が起きやすくなります。ひどい場合は、脊柱管狭窄症や椎間板ヘルニアになり、痛みやしびれで日常生活に支障をきたす場合もあるので注意が必要です。

二つ目のデメリットは、首が捻れるということです。うつ伏せで寝ていると、たいてい顔を左右どちらかに90度回転させて横を向いて寝ています。その場合、多くは左右どちらか首の向きやすい方向が決まっているので、毎日のように同じ方向を向いて寝ることになり、首から肩にかけての筋肉が固まっていきます。この状態が続いたときに、首が寝違えて動けないという事態が起こるのです。

三つ目のデメリットは、肋骨が圧迫されることです。肋骨が圧迫されると、肋骨の動きが妨げられ呼吸がしにくくなります。呼吸がしにくくなると睡眠の質が低下します。また、肋骨の内部にある内臓も圧迫されることになるので、内臓機能に支障をきたす場合もあります。

このように、うつ伏せで寝ることはデメリットのほうが多いので避けるようにしましょう。少なくとも寝はじめからうつ伏せで寝ることは控えるようにしてください。

長年にわたり横向きやうつ伏せで寝ていた人がある日急に仰向けに変えることは、最初は違和感があって当然です。しかし、人間は意外と徐々に慣れていくもので、当院の患者さんでも仰向けで寝られるようになった方は多くいらっしゃいます。仰向けでは寝られない、と最初から決めつけるのではなく、まずは仰向けの意識を持つようにしていると徐々に変わってくることでしょう。

・「寝ながらスマホ」は厳禁!!

現代において、どれだけ多くの方が「寝ながらスマホ」をしていることでしょう。「手や腕にひどいしびれがあって、夜寝ることができない」とか「何年も頭痛に悩まされていて、ずっと薬を服用し続けている」といった重症の方にお話を聞くと、大半が「寝ながらスマホ」をしています。毎晩当たり前のように寝床で数十分、ひどい方は一時間以上も画面を見続けています。

しかも、そのような方たちは皆、不調の原因が「寝ながらスマホ」にあるとは夢にも思っていないのです。

では、なぜ「寝ながらスマホ」は悪いのでしょうか。「寝ながらスマホ」をするときの体勢を考えてみてください。長時間にわたって横向きになっていると思います。横向きで寝ると、片側の肩は巻き込まれ、圧迫されて血行が悪くなるとお伝えしましたが、それに加えて、肘から前腕《ぜんわん》、手首も捻ったままの状態でスマホを持ち続けることになるので、筋肉は捻れた状態のまま固まっていきます。

「寝ながらスマホ」を毎日続けることによって、血管は圧迫され、腕や肩のだるさ、上肢の冷感といった症状につながります。また、神経が圧迫されたり、引っ張られたりすることで痛みやしびれにもつながるのです。

さらに、寝る直前に「寝ながらスマホ」をすると、長時間ブルーライトを浴びることになります。寝る直前にブルーライトを浴びると脳が覚醒し、睡眠障害に陥ることもあります。

来院される方たちを見ていても、「寝ながらスマホ」をすることで重症化する例が後を絶ちません。皆さんも健康のために、寝床ではスマートフォンを見ないように心がけましょう。

・毎日寝る位置が同じでも不調になる!?

座る位置がいつも同じだと不調になることがあるとお伝えしましたが、じつは、寝る位置によっても体に不調をきたすことがあります。

実際によく起こるケースを挙げてみましょう。

いちばんよくみられるのが、小さいお子さんが隣で寝ているケースです。お母さんはお子さんの様子を見るために、お子さんの方を向いて横向きで寝るケースが多いようです。

この場合、お子さんとお母さんの寝る位置が毎日同じだと、向く方向も同じになります。

つまり、いつも体の同じ側を下にして寝ることになります。

そうなると、下になっている側の肩は巻き込まれ、肋骨や内臓が圧迫されることになります。その結果、先述したように肩や腕に痛み・しびれ・だるさなどの症状が出たり、呼吸が浅くなったり、内臓の不調が生じたりします。

このような事態を回避するために、可能であれば定期的にお子様とご自身の寝る位置を変えてみてください。そうすることで、いつも体の同じ側が圧迫されるのを防ぐことができます。実際、寝る位置を変えただけで、さまざまな症状が改善した例が多くあります。ぜひ一度試してみてください。

じつは寝る位置を注意したほうがよいのは、お子さんとの場合だけではありません。昨今のペットブームにより犬や猫などのペットと一緒に寝ている方がかなり増えてきているように思います。私が担当している患者さんのなかにも、ペットと一緒に寝ている方がかなり多くいらっしゃいます。

ペットと一緒に寝るときには、踏んだり蹴ったりしてしまわないか、気を遣いながら寝ていることも多いようなので、脳が十分に休まることが難しくなり、中途覚醒をして睡眠の質が悪くなります。

また、ペットの寝る場所を確保するために、自分の寝るスペースが狭くなることもあります。体全体を縮こめて寝ていると全身の筋肉が硬くなり、痛みやこりにつながることもあります。

ペットは好きなように場所を移動するので、ペットの寝る位置を変えることはなかなか難しいかもしれません。だからこそ、体の不調を回避するためにはなるべくペットとは別に寝ることが望ましいです。起きたときに体がガチガチに硬くなっている場合も、一度ペットと別々に寝ることを検討してみてください。当院に来院されている患者さんでも、ペットと別に寝るようにしてから首・肩のこりが改善したという例は珍しくありません。

・寝だめはダメ！

患者さんのなかには、なぜか決まって週末になると調子が悪くなるという方がいらっしゃいます。その方たちの生活習慣をチェックすると、ある共通点が見られます。それは、休日の家での過ごし方です。日頃の疲れを解消しようと寝だめをしていることが多いのです。休みなのでゆっくり寝ていたい気持ちはわかりますが、寝過ぎはかえって体に不調をきたします。

寝ている間というのは、寝返り程度しか体を動かしません。ほとんど寝返りをしていないという方もいます。このような状態で寝過ぎると血液の循環が悪くなり、筋肉は硬くなっていくのです。そんな状態に気づかず、起床していざ起き上がろうとすると、その瞬間にぎっくり腰になってしまうことも、じつは多くあるのです。

平日と休日の睡眠時間を極端に変えないほうが体には良いと思います。できれば、平日と休日の睡眠時間の差を1時間までにすることがおすすめです。

体を休めるというのは家でずっと寝ていたり、体を動かさなかったりすることではありません。睡眠を取ることはもちろん大切ですが、適度に運動をして血液を循環させることも非常に大切です。要は、バランスが大事だということです。休日は適切な睡眠時間を取ることと、適度な運動をすることを心がけましょう。

日常の動作

・手のひらを下に向けて行なう作業が多いのは要注意！

日頃、自分が生活の中でどのように体を使うことが多いかを考えたことはありますか。毎日、何気なく使っているのであまり意識したことがない方が多いと思いますが、手についていえば、手のひらを下に向けて作業をすることは非常に多いでしょう。とくにパソコンを使うことが多いこの現代社会において、パソコンのキーボードをたたく動作や、マウスを握って操作する動きは、まさに手のひらを下に向けて行なう作業です。そもそも生活全般において、手のひらを下に向けて行なう作業が多いと思います。

1章で、人の体はつながりで動いていると述べましたが、これは、一つの箇所が動くと、そこにつながっている各所も連動していくということです。

たとえば、手のひらを下に向けると、それに連動して腕や肩は内側に捻れ、巻き肩になっていきます。そのとき、肩甲骨は腕の捻れによって外側に引っ張られながら、背骨から離れていきます。そうなることで猫背になり、頭は前方に傾いていきます。

頭の重さはその人の体重の十分の一に相当するといわれています。頭が前方に傾くと、頭の重さを後ろから支える首の後ろから肩にかけての筋肉が硬く固まっていきます。この状態が首こり、肩こりといわれる状態なのです。

つまり、首こりや肩こりは手のひらを下に向ける動作に関係しているのです。しかし、ほとんどの方は手のひらを下に向けて作業をすることで首や肩がこっているとは思ってもいないのでしょう。

基本的に腕は捻って使うことが多い箇所です。パソコン作業もそのうちの一つですが、現代社会ではパソコンを使うことは避けられないと思います。となれば、毎日腕の捻れをはがし、捻れた腕をリセットする必要があります。そのための方法は3章でご紹介しますので、手のひらを下に向けて使うことが多い方はぜひ実践してみてください。

・脇が甘い人は肩こりが多い!?

「脇が甘い人」とは、ここでは脇と腕の間をかなり広げて作業する人のことを指します。じつは、そのような人に肩こりの方が多いのです。なぜでしょうか。

たとえば、脇を広げた状態でパソコンの操作をしたり、スマートフォンを見たりする場面をイメージしてみてください。このとき、脇を閉めた状態とそうでない状態で同じことをするのでは明確な差があります。

脇を広げた状態だと、二の腕は体から離れています。そのまま体の正面で手を使う作業を行なうと、肘をさらに内側に捻ることになります。それにともない腕や肩はますます内側に捻れるので、巻き肩、猫背の状態になりやすく、肩こり、首こりにもなりやすいのです。

私が肩や首がこっている方に「パソコンやスマートフォンを使うとき、脇が開いていませんか」と尋ねると、ほとんどの方が「そういえば開いています」と答えられます。そして体をチェックしていくと、やはり巻き肩や猫背になっていて、腕が顕著に捻れているのです。

皆さんも一度、パソコンやスマートフォンを使っているときの自分の状態を確認してみてください。もし脇がかなり開いているようであれば、できるかぎり脇を閉めるように意識し、大幅に脇が開かないように注意してください。そして3章の「前腕はがし」と「上腕はがし」でリセットするようにしましょう。

・電話の受話器を肩と耳の間に挟んで話すのは要注意!

よく職場などで肩と耳の間に受話器を挟みながら、パソコンのキーボードを叩いているという光景を見たことはありませんか?

当院に寝違えで来院される方たちに聞くと、じつに多くの方が日常でこの動作を行なっていたのです。無意識に同じ側の耳と肩で受話器を挟み、これが毎日長時間続くと、片側だけ首から肩にかけての筋肉が過剰に緊張してきます。そして、ある限界を超えると、朝起きたときにまったく首が動かないという事態が起こるのです。

これを予防するためには、受話器をインカムに替えて耳と肩を狭める体勢を回避することです。もし、それができないようであれば、受話器を挟む側を一方に決めずに、意識して左右で挟む側を変えるようにしましょう。

受話器に限らず、日常生活の中で左右非対称の体勢をとったり、いつも同じ側の筋肉ばかり使ったりすることをやめて、筋肉の硬さにムラが生じないように心がけてください。

・抱っこ、荷物、スマホを持つ手はいつも同じになっていませんか？

何かを持つとき、いつもどちらの手で持っているかを意識したことはありますか。たとえば、荷物や鞄、スマートフォンを持つとき、あるいはお子さんを抱っこするときなど、いつも決まった側の手で行なっているとしたら、いずれ体に不調をきたすかもしれないので要注意です。

一般的には、無意識に同じ側の手で持っていることが多いようです。とくにスマートフォンを持つ手について私が質問すると、「そういえば、いつも左手で持っています」といったような答えが返ってきます。

毎日のように同じ手で鞄などを持っていると、持っている側の腕は捻れていきます。

持っているものが重ければ重いほど、筋肉の捻れがきつくなるため、捻れをほどくのにも時間がかかります。これは何かを持つ頻度が高い場合や持っている時間が長い場合も同様のことがいえます。

このような筋肉の捻れを防ぐには、ときどき持つ手を替えるようにしましょう。ついつい同じ手で持ちがちだと思いますが、不調を招かないためにはできるかぎり持つ手を一方に決めないようにしましょう。

どうしても同じ側の手でしか持てないということであれば、3章でご紹介するステップを活用して入念にケアしてください。

・お子さんを片手で抱っこしていませんか？

利き手を空けておきたいという理由から、片手でお子さんを抱っこする方はとても多いようです。ところが、常に片手でお子さんの体重を支えていると、抱いている側の腕や胸の筋肉が過剰に緊張し、左右の筋肉の硬さにもムラが出来てきます。

また、お子さんを抱くという姿勢は、腕の前側や胸など前側の筋肉を縮めて使うので、後ろ側の筋肉は前方に引っ張られ、その影響で猫背や巻き肩になり、姿勢の崩れや肩、首のこりにつながります。

さらに、この状態が続くと、腕につながっている神経も緊張した状態で引っ張られるので肩や腕、手などのしびれにつながるおそれがあります。このような症状を「胸《きょう》郭《かく》出《で》口《ぐち》症《しょう》候《こう》群《ぐん》」といいます。

片手でお子さんを抱くと、重くて腕の力だけでは支えきれないので、抱っこしている側の骨盤を上げて、そこに乗せるようにして抱っこする方もいます。この抱き方をくり返していると、骨盤の傾きが大きくなり、腰にも負担がかかります。

こういった事態を避けるためにも、できるかぎりお子さんを片手で抱くのはやめ、両手で抱っこをするようにしましょう。また、やむを得ず片手で長時間抱っこをした日は、その日のうちに首の前や胸、腕の前の筋肉の緊張をはがして緩めるように心がけましょう。

・食べるときの歯はどちら側？

あなたは食事のとき、どちら側の歯を使っていますか。この質問を患者さんにすると、明確な答えが返ってくることはほとんどありません。それだけ皆さん、意識をしていないということです。全体の歯を万遍なく使って噛んでいるのであれば何も問題はありませんが、多くの方は左右どちらかの奥歯を使って噛んでいることが多く、噛み方にムラがあります。

この状態を無意識に続けていると、頻繁に使っている側の筋肉が収縮し固まっていきます。それがさまざまな体の不調につながります。どのような不調が出てくるのか挙げていきます。

❶顎関節症

顎関節は左右二つの側頭骨から一つの下顎骨がハンモックのように吊るされた構造になっています。咀嚼するとき、左右の筋肉をバランスよく使えていればいいのですが、左右で使い方にムラがあると、顎関節を構成する骨の位置が崩れ、顎関節に歪みが生じます。

ひどくなると口の開閉が正常にできなくなったり、痛みが出たり、口の開閉時に音が鳴ったりします。

❷頭痛

噛むときに使う筋肉にムラが生じると、顎を構成する左右の側頭骨に付着している側頭筋にもムラが生じ、どちらか片側の側頭筋が過剰に緊張することもあります。こうなると側頭骨の位置が歪み、歪んだ側の血管が収縮することで血流が悪くなるために頭痛が出てきます。

❸耳鳴り・めまい

同じく側頭骨の位置が歪むと、顎の位置のみならず、耳の位置も正常ではなくなります。そうなると、外耳、中耳、内耳とつながる耳の通路にも異常をきたし、耳の閉塞感や耳鳴り、めまいといった症状が出てくることもあります。

❹顔の歪み

顎付近の筋肉の使い方にムラが出てくると、左右で顔の筋肉の緊張度合いにもムラが生じてきます。その状態で毎日表情をつくると、顔の歪みにつながります。フェイスラインが左右対称でなくなり、ほうれい線をはじめとしたさまざまな顔のしわにも左右でムラが生じてきます。

以上のように、歯の使い方にムラがあるとさまざまな症状が出てきます。食事をするときは、できるかぎり万遍なく左右の歯を使うように意識してください。どうしても片側の歯ばかり使ってしまうという場合は、食事が終わった後に、食事中に使っていない側の歯を数分間噛んだり開けたりして使い方にムラが出ないようにしてください。

・前にかがむとき腰から曲げていませんか？

普段の何気ない体の動かし方によって体を痛めることがあります。しかし、たいていはこのことに気づかないいまま同じ動きをくり返してしまいます。そのままにしていると、体は歪んでいき、挙句の果てにひどい症状が現れてしまうこともあります。

そこでここでは、気づかぬうちにくり返しやすい体の使い方をご紹介します。

私は、患者さんを診る際、必ず体の動きをチェックします。いわゆる動診です。それによって、体の誤った使い方や歪みがわかるだけでなく、日常生活の習慣や体のクセが見えてくるからです。

患者さんの動診をしているとき、とくに気になる動きがあります。それは前屈をする際のクセです。前屈は、いわゆる前にかがむ動作で、日常生活でも頻繁に行なう動作の一つですが、その際、腰から前屈をしている人が多いのです。

「それの何がいけないの？」と不思議に思われるかもしれませんが、腰から前屈をすると腰に過剰な負担がかかるのです。

背骨の構造を使って説明します。背骨は、頸椎《けいつい》が7個、胸椎《きょうつい》が12個、腰椎《ようつい》が5個と細かく分かれています。それによって背骨は細かく連続して動けるようになっているのです。

前屈をする際は、そのような構造に過剰な負荷がかからないようにする必要があります。理想的な動きは、まず頭から前方に倒し、それから背中の上部、中部、下部と少しずつ倒していき、最後に腰、股関節を曲げていきます。わかりやすくいうと、体を頭から徐々に丸めていくようなイメージです。そうすることによって、背骨の各骨の間を構成している関節が円滑に動き、その周囲の筋肉も無理なく動くことができます。

このような前屈の形は、背中全体が綺麗な曲線を描いて丸くなっています。これは、すべての背骨の骨がそれぞれムラなく少しずつ動いている証です。

しかし、腰から曲げる前屈は、体を腰から急激に曲げるため、過剰に動いている関節と動いていない関節のムラが激しくなります。とくに腰周辺の一部が大きく曲がり、それ以外の箇所は平らな状態になっています。

この状態になると、当然その周辺の筋肉にも緊張のムラが出来てしまいます。

金属を例に挙げてみましょう。たとえばアルミなどの薄い金属の板に一か所だけ折り目をつけて曲げ、くり返し何回も同じ箇所で曲げます。こうしていると、その箇所が金属疲労を起こし、やがてそこで折れてしまいます。人の体も同様です。普段、腰から急激に曲げて前屈をし続けると、しだいに腰への負担が大きくなり、ひどい腰痛を起こしてしまうのです。

そうならないためにも、普段から前屈をする際は、頭から背中の上部へと順に少しずつ曲げていき、最後に腰、股関節という具合に無理なく動かすように意識しましょう。そうすることで、一つひとつの関節が円滑にムラなく動き、腰だけに負担がかかることがなくなり、関節、筋肉ともにムラなく使えるようになります。

・ぎっくり腰になりやすい無意識の動作とは？

皆さんは下に置いてある荷物を持ち上げようとするとき、どのように持ち上げますか。先の前屈とも関係しますが、荷物を持ち上げようとしたときにぎっくり腰になることは非常に多いのです。

荷物を持ち上げようとして腰から曲げて前屈の姿勢になり、その状態で一気に重い荷物を持ち上げようとすると、高い確率でぎっくり腰を発症します。

普段から体の使い方のクセなどで腰周辺の筋肉が過剰に収縮した人が、腰から前屈をした状態で荷物を持ち上げようとすると、もともと腰に負担がかかっているうえに荷物の重さが加わるため、腰周辺の筋肉が耐えられなくなり、ぎっくり腰を引き起こしてしまうのです。

これを避けるには、まずしゃがんでください。しゃがんでから下半身の強い筋肉を使って荷物を持ち上げるようにすると、腰への負担はだいぶ軽減されます。

つい横着をして、しゃがまずに荷物を持ってぎっくり腰になってしまう方が非常に多いので、皆さんも十分に気をつけてください。

荷物とは違いますが、似たような状況で同じようにぎっくり腰になるケースがあります。それは、小さなお子さんがいるお母さんたちによく起こります。この場合も多くがしゃがまずに中腰の状態でお子さんを抱き上げようとしたために、ぎっくり腰を発症しています。とくにお子さんを自転車のチャイルドシートに乗せようとした瞬間に起こることが多いので、十分に注意してください。

ぎっくり腰を何度も経験している方は、日頃の体の使い方に注意が必要です。持ち上げるものが荷物なのか、お子さんなのかという違いはありますが、どちらの場合も腰の筋肉だけを使って重いものを持ち上げようとしないように気をつけてください。必ずいったんしゃがんでから、下半身の強い筋肉を利用して持ち上げるようにしましょう。

・筋トレで体を痛めたことはありませんか？

最近、街中にジムやフィットネスクラブがたくさん出来ています。コロナ禍以降、運動不足を感じている人が増えているせいか、当院の患者さんのなかにもジムやフィットネスクラブに通っている方が増えています。健康増進のために運動をすることはとても素晴らしいことですが、ジムに行くうえで気をつけていただきたいことがあります。

じつは、ジムで無理な筋トレをして体を痛める人が最近増えているのです。とくに男性に多い傾向があります。

筋トレでも、自重を使った体幹トレーニングは良いのですが、問題は機械を使った筋トレです。機械を使った筋トレは、自分自身で鍛えたいパーツを何箇所か決め、機械で負荷をかけることでその箇所を集中的に鍛えていくトレーニングです。これをすると確かに鍛えている箇所の筋肉は盛り上がり、硬くたくましくなってくるので一見良さそうに見えるのですが、じつはここに落とし穴があります。

問題は、自分自身の体の状態を知らずに筋トレをしている人が多いということです。なかには24時間オープンしている無人ジムに行って、自分の体の現状を把握せずに鍛えたい箇所を機械で鍛えている人もいます。

「筋トレをしていて体を痛めた」と言って当院に来院される方たちの体をチェックしていくと、骨格の位置や重心が崩れ、箇所によって筋肉が異常に硬くなっているところがあり、他の筋肉とのバランスが崩れています。つまり、体の動きのつながりが悪くなって円滑に運動ができない状態になっているのです。

筋トレをする場合は、まず自分自身の体の現状をしっかりと把握することからはじめましょう。体が歪んでいる状態のままで過度な負荷をかけて筋肉を鍛えると、歪んだ状態で筋肉は硬くなり、その状態で固まってしまうと柔らかく動いてほしいときに動いてくれないからです。

何度もお伝えしているように、体はつながりで動いています。体の一部を集中的に機械で鍛えると、鍛えている箇所とそうではない箇所の筋肉の収縮度合いにムラが生じてきます。筋肉は力強く収縮することも大切ですが、柔軟に伸びることも大切なのです。力強さと柔軟性を兼ね備えた体でないと、体は円滑に動けません。

そうならないように、まずは自分の体の現状を把握しましょう。整骨院や整体で自分自身の体の状態をチェックしてもらったり、ジムのパーソナルトレーナーに相談したり、体組成計でチェックしたりして体の現状を把握してください。そのうえで、自分自身にとって何が必要なのかを明確にしてから体を鍛えるようにしてください。

鍛え方は、局所を鍛えるような機械を使うのではなく、自重を使った体幹トレーニングをおすすめします。また、鍛えるばかりでなく、疲労して緊張した筋肉をほぐしたり、ストレッチをしたりすることも大切です。

・一時的に楽になる道具に頼りすぎていませんか？

私は、本来人間に備わっている自分自身の体の機能を使わずに、道具に頼ったために痛い目にあった方を過去に何人も診てきました。道具はときには非常に便利なものですが、使い方を間違えるとむしろ体にとって不利益をもたらすことがあります。

ここでは、とくに使用に注意が必要な三つの道具について見ていきます。

❶コルセット

ぎっくり腰の患者さんは、よくコルセットを巻いています。そのなかには、過去に何度かぎっくり腰を経験していて、またいつぎっくり腰になるかわからないから、不安で毎日コルセットを腰に巻いているという方もいらっしゃいます。ところが毎日コルセットで腰を守っているにもかかわらず、なぜかまたぎっくり腰になってしまうことがあります。

コルセットは、自分の筋肉で骨を支えることができなくなってしまったときに、筋肉をサポートしてくれる固定用具です。ぎっくり腰で筋肉が骨盤を支えることができなくなったときに、臨時で使う分には何の問題もありません。しかし、ぎっくり腰が改善したにもかかわらず、その後も毎日のようにコルセットを使い続けるのは問題です。

人間の体の深い箇所には、骨盤を正常な位置で固定するためのインナーマッスルが備わっています。腹横筋《ふくおうきん》という筋肉はその代表的な筋肉で「自前のコルセット」と呼ばれています。

せっかく、腹横筋のように骨盤を安定させて姿勢を保つための筋肉があるのに、コルセットを毎日し続けると腹横筋を使わなくなってしまいます。それがずっと続くことで、腹横筋は弱化の一途をたどります。その結果、コルセットをしないと骨盤が不安定で頼りない体が出来上がってしまうのです。

そうならないために、コルセットは緊急事態のときだけ使用するようにして、普段は腹横筋を鍛えるようにしましょう。そのためにおすすめなのが「ドローイン」というエクササイズです。

〈ドローインのやり方〉

椅子に座って顎をひいて腹式呼吸を意識して行ないます。まず息をゆっくり15秒くらいかけて吐きながらお腹をへこませます。息を吐ききったら、その後息を吸いながらお腹を膨らませます。毎日これを20回継続してください。とくに、息を吐いてお腹をへこませるときに腹横筋を使うので、意識して行なってください。

❷姿勢矯正下着

以前、背中が痛くて呼吸もできないと言って、女性の患者さんが急遽来院されました。お話を聞くと、その女性は姿勢矯正下着で姿勢を矯正したいと思い、数日間にわたり、寝るときもずっとその下着をつけたままにしていたそうです。ところがある朝起きると、背中がガチガチに硬くなり、何をしても痛みがあり、呼吸さえも痛みを伴うようになったそうです。これは、体が歪んでいる状態で長時間無理やり体を硬く締めて矯正したために、血流が悪くなり痛みにつながったのです。

もう一つ大事なことは、姿勢は無理やりよくするものではないということです。この患者さんのように猫背を改善したいという方は非常に多いのですが、猫背は背中を無理やり伸ばせば治るというものではありません。

猫背を矯正するためには、肩甲骨を寄せる筋肉を使えるようにすることはもちろん、背骨とつながっている骨盤が起きていないといけません。骨盤が崩れているのに背骨だけを伸ばそうとすると、背中の筋肉が過剰に収縮し背中を痛めてしまいます。骨盤を起こすためには、先ほど説明した腹横筋が使える状態でないといけません。

その他にも、お尻をキュッと内側に締める筋肉を使うようにすると、骨盤は起きてきます。

丸まった背中を道具に頼って無理やり伸ばそうとするのではなく、使うべき筋肉を使えるようにして根本的に姿勢を矯正していくことが大切です。

❸着圧タイツ・着圧ソックス

寒くなってくると毎年のように、むくみのために着圧タイツや着圧ソックスを履いている患者さんが増えてきます。

確かに着圧タイツや着圧ソックスを履くと、静脈血を足元から心臓に還すことが容易になり、むくみや冷えが改善されることがあります。しかし、これも根本的な改善にはなりません。その証拠に着圧タイツや着圧ソックスを履かなくなると、またむくみが現れ、結局元の木阿弥だからです。

静脈血を心臓に還しやすくするためには、ふくらはぎの筋肉のポンプ作用をうまく利用することが重要になります。ふくらはぎの筋肉を強化するおすすめのエクササイズは、3章でご紹介する「つま先立ち体操」です。

このつま先立ち体操を、毎日じっくり30回を目安に行なうことで、ふくらはぎの筋肉を無理なく強化することができます。そのことにより、むくみや冷えが改善され、体の重心の位置、姿勢、歩行も矯正されていきます。

世の中には症状や悩みを一時的に改善できる便利な道具があふれています。しかし、これらはいずれも根本的な改善方法ではありません。一時的な楽を選ぶより、根本的に問題を改善できる方法を選びましょう。そして何より、本来備えている自分の体の機能を高めるように意識しましょう。

・マスクで不調を感じたことはありませんか？

コロナ禍以降、マスクをする生活が長期間続いています。マスクは耳にかけて使用するものが圧倒的に多いですが、耳にマスクをかけていると、体に不調をきたすこともあります。

マスクをかけることで耳は前方に引っ張られ、ときには紐がこすれ、耳が赤く傷つくこともあります。また、負担がかかっているのは皮膚や筋肉だけではありません。じつは骨にも負担がかかっているのです。マスクで耳が引っ張られることで、耳を形成している側頭骨（93頁参照）という骨も前方に引っ張られ、歪みが生じてくるのです。

こめかみから後頭部にかけて頭痛がよく起こるという方は、一度こめかみから耳の上の箇所を指先で触れて、後ろに動かしてみてください。左右に違いはありませんか。

両側とも後ろに動かしにくいという場合もありますが、意外に多いのが片側の側頭部の筋肉だけ後ろに動かしにくいケースです。じつは、これは頭蓋骨の歪みが原因です。最近このケースの頭痛が増えています。

他にもこのような話を聞くことがあります。証明写真を撮ってもらうときに、自分では真正面を向いているつもりなのに、顔の位置を動かすように言われたというのです。あるいは、眉や頬の位置、フェイスラインのたるみ方が左右で異なっていたり、一部分だけしわが深くなったりして悩んでいるという話を聞くこともあります。

じつは、これらはすべて頭蓋骨《ずがいこつ》からつながる顔面骨の歪みが原因なのです。

頭と顔の骨は15種類23個の骨から構成され、それぞれが歯車と歯車が合わさるようにつながっています。そして、一つの骨が動くとその隣の骨が動き、またその隣も動くというようにどんどん動きが連動していくようになっています。

そのつながりが正常なときはいいのですが、筋肉の使い方にムラがあると骨の位置も歪んでいき、いずれそのまま固まっていきます。そうなると顔の表情がおかしくなり、筋肉の使い方や動きにますますムラが出来てしまうのです。

頭や顔の骨が歪むことで引き起こされる症状は頭痛だけではなく、耳鳴り、めまい、耳の閉塞感、顎関節症などもあります。このような症状が出たときは、こめかみから耳の上の箇所を動かしてみて、筋肉の緊張で動きが悪くなっていないか、そして左右の動きにムラがないかを確認してみてください。

もし動きが悪い箇所を見つけたら、手の指先で動きが悪い方向に筋肉を動かし、そのままその位置で筋肉を押さえて30秒から1分くらいキープしてください。そうすると筋肉は徐々に緩んでいきます。

とくにマスクをした日の夜は必ずこれを行なってください。日中でも、休憩時間やトイレに行ったときなどでもいいので、ぜひ習慣化してください。これが頭痛の予防につながります。

3章でご紹介する「顎はがし」「こめかみはがし」もぜひ活用してください。

なお、頭痛を防ぐために耳に掛けないタイプのマスクもおすすめです。一度試してみてください。

・気づいたら肩に力が入っていませんか？

患者さんの体をチェックしていると、肩が上がり、首が縮こまっている方をよく見かけます。ご本人は、なにもわざと肩を上げているわけではなく、上がったまま下げられなくなっているのです。その証拠に「肩を下げてください」と言っても肩を下げられないことが多いのです。

このような方たちは肩や首のこりを訴えることが多いのですが、日常生活のなかで、ある共通点があります。それは、気づいたら「ほとんど息を吐いていない」ことです。

これは、仕事や家事に追われて忙しい、一日中パソコンの作業に集中している、常にストレスがかかっているような人によく起こります。

毎日が忙しく、常にストレスがかかっていると、交感神経が優位になり筋肉は収縮したままになります。肩を引き上げる筋肉も緊張して肩が上がっていきます。

息を吸うと肩は上がり、息を吐くと肩は下がります。その原理を利用して、常に肩が上がって肩や首にこりを感じている場合は、一日の中で何回か意識的に息を吐くように心がけてください。息を吐くときには必ず目を閉じて、10秒以上かけてなるべく深く息を吐いてください。これを3回くり返してみましょう。毎日行なうことでリラックスした状態を促し、肩や首のこりも改善します。

・車の運転でこんなことをしていませんか？

現在の日本では、仕事、通勤、買い物、旅行、休日の外出などあらゆる場面で車を使うことが普通になっています。なかには、外出するときは車以外使わない、という方もいらっしゃるかもしれません。

じつは、車の運転には体を歪ませてしまう要因がたくさん潜んでいます。ここでは、五つに整理して注意点をお伝えします。

1点目は、運転している際の足の位置についてです。

昔はオートマ車が少なく、マニュアル車が多かったので、右足でアクセルとブレーキ、左足でクラッチペダルを操作し、両足を使っていました。しかし、現在はオートマ車が普及して、右足でアクセルとブレーキの両方のペダルを操作します。つまり、左足は使わないのです。

そこで気をつけないといけないのは、左右の足を置く位置が違うことです。ペダルを踏むために右足は膝を伸ばしますが、ペダルを踏むことがない左足は膝を曲げた状態になります。この状態だと骨盤の左右の骨は同じ位置にないので、車の運転の頻度が多い人ほど骨盤が歪んだ状態で固まっていきます。骨盤の歪みは不調の原因となります。

予防策は、ペダルを踏まない左足も右足と同じ位置に置くようにすることです。つまり、右足も左足と同じく膝を伸ばした状態にしてください。そうすることで骨盤の位置が左右対称になります。

2点目は、ハンドルを握る手についてです。

ハンドルを片手でしか握らない方がいます。これは、私が知るかぎり男性に多い傾向があります。1点目の足の位置と同様、体は左右非対称の使い方をすることで歪んでいきます。ハンドルを握っている側の腕や胸の筋肉ばかり使っていると筋肉の使い方にムラが出来、その結果、痛みやしびれが出てくるのです。

そうならないための予防策は、両手でハンドルを握ることです。そしてなるべく、左右同じ位置で握るのが理想的です。長距離や長時間、車を運転する方や、日常的に運転する方ほど両手でハンドルを握るようにしてください。

3点目は、背もたれの位置についてです。

背もたれを後ろに倒し、上体がかなり後ろに傾いて運転している方がいます。この状態が長時間続くと、体を起こすための腹筋や背中を伸ばすための背筋を使わずに、上体が後ろに傾いた状態で固まり、猫背につながりやすくなります。車の運転以外でも、長時間同じ姿勢を維持しなければならないときにすぐに筋肉が疲労してしまいます。

この場合の予防策は、背もたれをあまり倒さないようにして、上体が極端に後ろに傾かないようにすることです。また、背もたれだけでなく、座面もあまり後ろに傾けないようにしてください。座面を後ろに傾けすぎると、骨盤が沈んで後ろに傾いて固まってしまいます。

背もたれや座面の傾斜がきつくなればなるほど、車から降りる際に腰に負担がかかるので注意してください。

4点目は、運転席の肘掛けについてです。

最近の大型ワゴン車には、運転席の左側に肘掛けが装備されていることが多いようです。肘掛けがあると、つい左肘をその上に置いてしまいがちです。しかし、その肘掛けが要注意です。左肘を肘掛けの上に置いて運転するということは、左手はハンドルを握っていないということになります。そうなると、2点目で説明した片手運転の状態になってしまいます。

それだけではなく、左肘を肘掛けに置いて運転することで体は左に傾きます。そうなると腰や左側のお尻の筋肉に負担がかかり、ひどくなると痛みや下半身のしびれが出てくることもあります。

これを防ぐために、肘掛けはなるべく使わないようにしましょう。

最後の5点目は車の降り方についてです。

当院の患者さんのなかにも何人か車から降りるときにぎっくり腰になってしまった方がいるくらい、腰にとって降車時は要注意の瞬間なのです。

1点目から4点目までは運転中に関することですが、もし該当することがあるようなら車から降りようとした瞬間にぎっくり腰になりやすいので注意が必要です。

右ハンドルの運転席から降りるとき、まず右足を地面に着いて、その後体を右に捻りながら降り立つことが多いと思います。じつはこの降り方が要注意なのです。

骨盤が歪んだ状態で運転していた人が、体を捻りながら腰を伸ばそうとすると腰に大きな負担がかかり、この瞬間にぎっくり腰を発症することがあるのです。

そこで、腰に負担をかけずに車から降りる方法をお伝えします。

捻るという動作と腰を伸ばすという動作を一度に行なわないことがポイントです。ドアを開けてからまず、体を90度右に回転して両足を地面に着地します。それから立ち上がるようにすると腰への負担はかなり軽減します。

以上、車の運転時に気をつけていただきたい五つの注意点をお伝えしました。車に乗る際はこれらのことを意識して予防策を実践してみてください。

日頃車の使用頻度が高い方ほど運動不足になりがちです。どうしても車が必要なときは別として、別に車を使用しなくてもいいときでも常に車を使っていないでしょうか。ちょっとした距離ならば歩いたり、自転車を使ったりして運動不足にならないように気をつけてください。

この章では、気づかぬうちに体の崩れや不調につながる生活習慣と体の使い方のクセについてお伝えしてきました。どれも私の院に来院された方たちが気づかぬうちに行なっていた生活習慣や体の使い方のクセです。この章でご紹介した改善のポイントを実践することで数多くの方たちが実際に不調を改善することができました。

皆さんは、どれくらい該当するクセがありましたか。日常生活を振り返ってみて、該当するものが多ければ多いほど足指や体の崩れが起こり、不調をきたす可能性が高いといえます。しかもこれらは、日頃何気なく行なっているためになかなか気づかないものばかりです。ですから、私はいつも、患者さんに体に不調をきたす原因を排除することの重要性を訴えています。

次の3章では、いよいよ体の不調の根本的な改善につながる「はがし」の実践法をご紹介します。「足指はがし」を基本として、下半身、上半身、顔における「はがし」の方法を、イラストを使ってわかりやすく解説しています。

すぐに実践できるように工夫してありますので、ご自分の体に合わせて応用してください。

3章

超簡単！　全身の不調がスッと消えていく「はがし」実践法

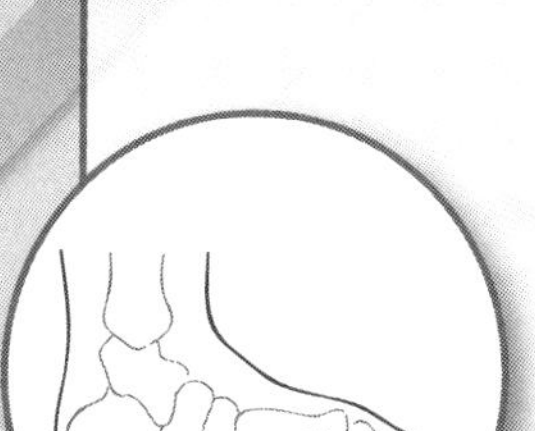

「はがし」の基本のステップ

☆ステップ1からステップ5

1章でお伝えしたように、まずはご自身の足指の状態を確認し、足指をしっかり使えるようにすることがすべてのはじまりです。その後、足指の間違った使い方から連鎖して不調が起きている箇所を順に改善していきます。この手順がとても大切なのです。

そのための基本ステップをご紹介しますが、まずは足指を正しく使えるようにすることからはじめます。イメージとしては、しっかりとした家をつくるために土台づくりからはじめるのと似ています。

ですから、すべてのステップにおいて、土台づくりのためにまず「足指はがし」を行ないます。さらに6番目のステップからは「足指はがし」に「つま先立ち体操」を組み合わせて、さらに足指の強化をはかります。

こうして「足指はがし」と「つま先立ち体操」で足指の土台づくりをしながら、順次、各部位をはがしていきます。1日10分が目安なので簡単に続けられます。一通り最後のステップまで終了したら、不調はだいぶ改善されていると思いますので、あとは「足指はがし」と「つま先立ち体操」を毎日継続してください。他の「はがし」は、ご自身の体調に合わせて必要なときに行なっていただければ結構です。「足指はがし」と「つま先立ち体操」を中心に自分の体に合わせて他のエクササイズを選び、日替わりで組み合わせて続けてください。

では、基本のステップをお伝えします。最初の5つのステップは足指の強化と下半身の強化が目的です。

❶まず「足指はがし」を朝と晩の2回（晩は入浴時もしくは入浴後、以下同じ）行ない、それを3日間くり返す。

❷次は、「足指はがし」に「下腿部《かたいぶ》はがし」を組み合わせて朝と晩の2回行ない、それを3日間くり返す。

❸次は「足指はがし」に「膝のお皿はがし」を組み合わせて朝と晩の2回行ない、それを3日間くり返す。

❹次は「足指はがし」に「大腿部《だいたいぶ》はがし」を組み合わせて朝と晩の2回行ない、それ

を3日間くり返す。

❺次は「足指はがし」に「鼠蹊部《そけいぶ》はがし」を組み合わせて朝と晩の2回行ない、それを3日間くり返す。

ここまで続けると、足指の動きが変わってくるのをかなり実感できるでしょう。②から⑤まで「足指はがし」と組み合わせて行なう各種の「はがし」はどれも下半身に関するものです。足指はもちろん下半身全体の筋肉の捻れや硬さがとれて、骨の歪みも矯正されてきます。

その後のステップでは、さらに足指を強化するために「足指はがし」と「つま先立ち体操」を組み合わせて行ないます。そうすると確実に足指を使えるようになっていきます。

☆ステップ6からステップ12

次の⑥からは、「つま先立ち体操」を加えていきます。

❻「足指はがし」と「つま先立ち体操」を組み合わせて朝と晩の2回行ない、それを3日間くり返す。

そして⑦からは、この「足指はがし」と「つま先立ち体操」の二つに、上半身の「はがし」を組み合わせて行ないます。

❼「足指はがし」と「つま先立ち体操」に「肋骨《ろっこつ》はがし」を組み合わせて朝と晩の2回行ない、それを3日間くり返す。

❽「足指はがし」と「つま先立ち体操」に「胸骨《きょうこつ》はがし」を組み合わせて朝と晩の2回行ない、それを3日間くり返す。

❾「足指はがし」と「つま先立ち体操」に「鎖骨《さこつ》はがし」を組み合わせて朝と晩の2回行ない、それを3日間くり返す。

❿「足指はがし」と「つま先立ち体操」に「肩甲骨《けんこうこつ》はがし」を組み合わせて朝と晩の2回行ない、それを3日間くり返す。

⓫「足指はがし」と「つま先立ち体操」に「前腕《ぜんわん》はがし」を組み合わせて朝と晩の2回行ない、それを3日間くり返す。

⓬「足指はがし」と「つま先立ち体操」に「上腕《じょうわん》はがし」を組み合わせて朝と晩の2回行ない、それを3日間くり返す。

⑦から⑫までの「足指はがし」と「つま先立ち体操」に組み合わせて行なう各種の

「はがし」はどれも上半身に関するものです。これらを行なうことによって上半身全体の筋肉の捻れや硬さがとれ、骨の歪みも矯正されていきます。

☆ステップ13からステップ15

次の⑬から⑮までは、「足指はがし」と「つま先立ち体操」に、顔の「はがし」を組み合わせてはがしていきます。

⓭「足指はがし」と「つま先立ち体操」に「顎《あご》はがし」を組み合わせて朝と晩の2回行ない、それを3日間くり返す。

⓮「足指はがし」と「つま先立ち体操」に「こめかみはがし」を組み合わせて朝と晩の2回行ない、それを3日間くり返す。

⓯「足指はがし」と「つま先立ち体操」に「前頭骨《ぜんとうこつ》はがし」を組み合わせて朝と晩の2回行ない、それを3日間くり返す。

ここまでが基本のステップです。それぞれ3日間なので連続して続ければ全部で45日間です。本書を見ながら一通りやってみることをおすすめしますが、最低でも「足指はがし」と「つま先立ち体操」だけは毎日続けてみてください。足指を使って歩く感覚がわかってくると思いますし、もっと積極的に取り組んでみようという意欲も湧いてくると思います。

☆自分の体に合わせて日替わりで行なう

①から⑮までの基本のステップを一通り行なった後は、不調がなければ毎日朝と晩の2回「足指はがし」と「つま先立ち体操」のみ継続してください。

不調がある場合は、その不調に応じて必要な「はがし」を追加して行なってください。また、ご自身の体に効果が高いと感じたものは継続して行なってください。

★足指はがし

・歪みは足指からはじまっている

これまでくり返しお伝えしてきたように、体の不調は足指の歪みからはじまっています。そもそも足指の理想的な状態は、5本の足指の間がそれぞれしっかりと広がっていて、かつしっかりと地面を踏みしめられることです。

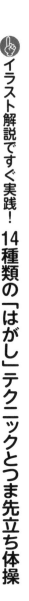

そのような理想的な状態の足指になり、なかでもとくに足指の1本目（親指）と5本目（小指）が力強く地面を踏みしめられるようになると、まず足の横への傾きが無くなります。また、後ろ側（かかと側）への重心の崩れも無くなります。

その結果、重心の位置が安定し姿勢も良くなります。無理に姿勢を良くしようと意識しなくても、自然と姿勢が良くなるのです。もちろん骨の位置も本来の位置で安定するので、筋肉が硬くなる必要はなくなり、こりや痛みといった不調が起きにくい体に変化していきます。

つまり、不調のない快適な体になるためには、まず足指の状態を確認し、正しく使えるようにすることからはじめるのが最短コースなのです。そのために必ず毎日行なっていただきたいのが、足指はがしです。

まず次頁にある「足指を広げるエクササイズ」を行ないます（148頁）。それから足指をはがしていきます（149頁〜150頁）。

なお、これ以降の各足指の呼び方は、親指から順に第1指、第2指、第3指、第4指、第5指と呼ぶことにします。第5指は小指です。

足指はがし

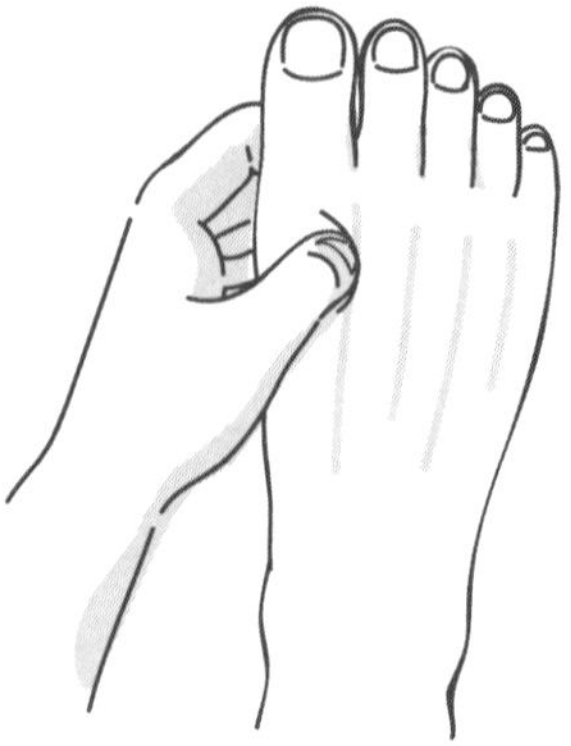

①手の親指と人差し指を使い、足の表と裏から足 指の間をつまみ、足の甲の中央までしっかりとほぐしていきます。それぞれの足指間について行な います。

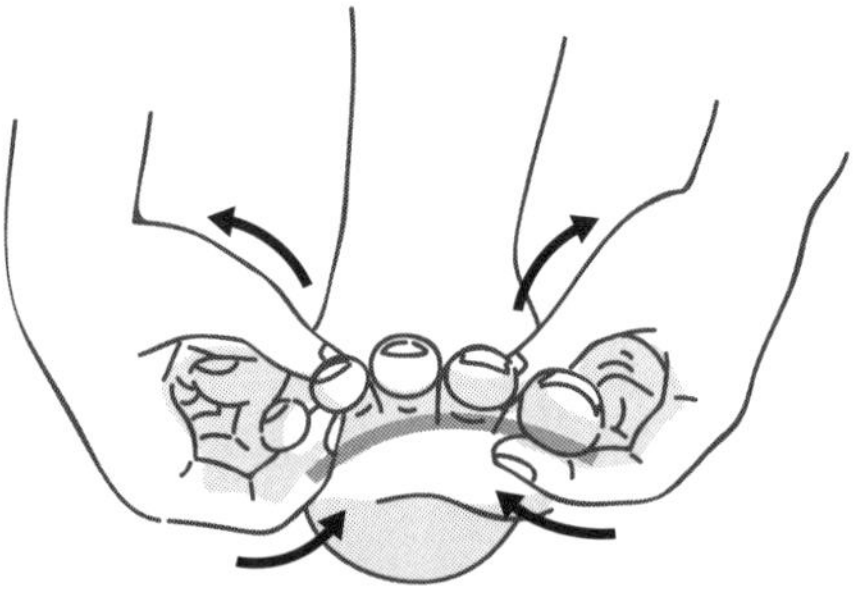

②次は、足の裏に横のアーチができるように、足の第１指と第２指の間、第４指と第５指の間を、足の表と裏から手の親指と人差し指でつまんで、内側に向かって巻き込むように広げます。

③第２指と第３指の間と、第３指と第４指の間も②と同様に行ないます。

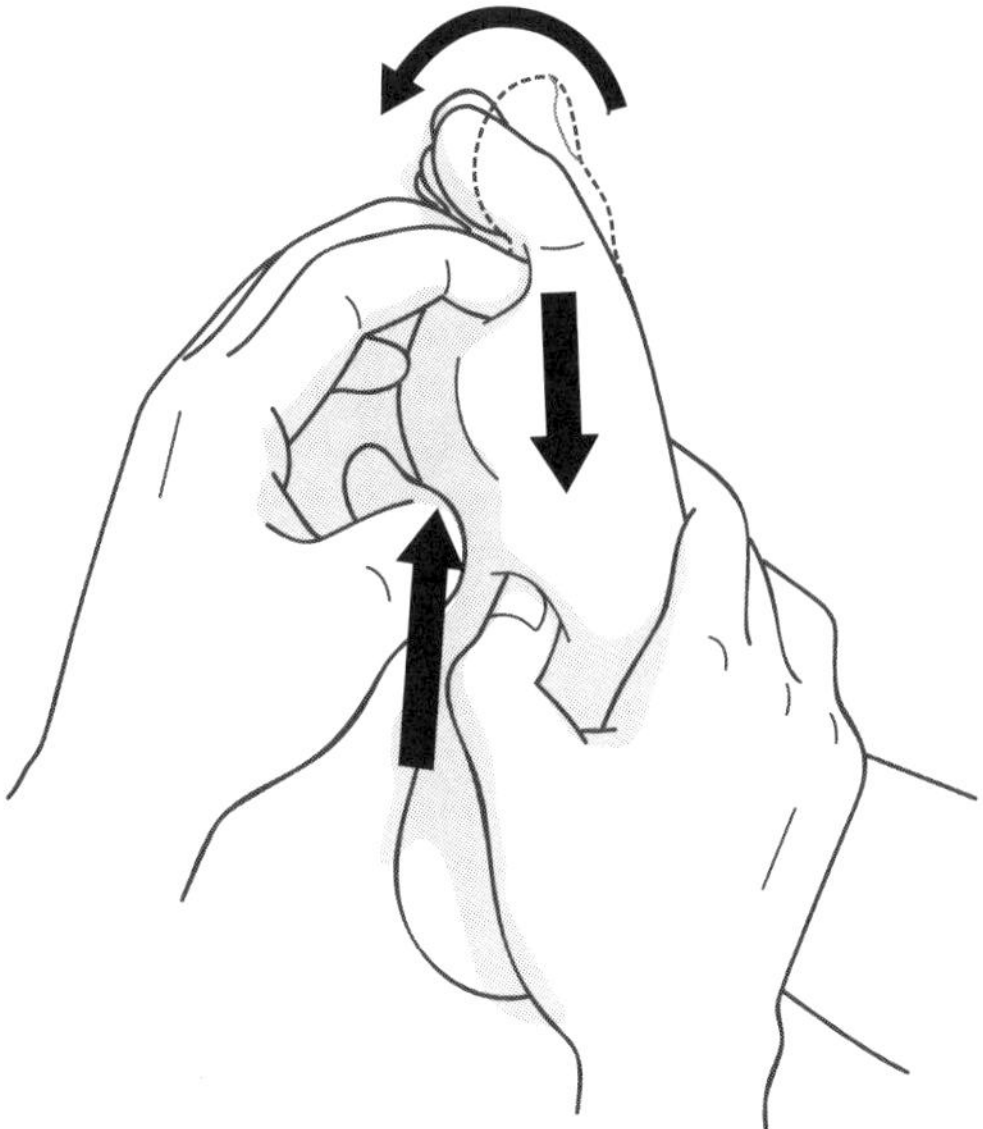

④足指の付け根の裏側を手の人差し指と中指の腹で押さえ、足指をおじぎさせるように動かす。それと同時に反対の手の親指の腹で、足裏をかかとから足指に向かってなぞるようにほぐしていく。

これらの２つの動作を同時に行なうのがポイント。足の親指をおじぎさせるときは、足裏の親指の延長線のライン上をほぐしていく。親指が終わったら、２〜５指も順に同様に行なう。

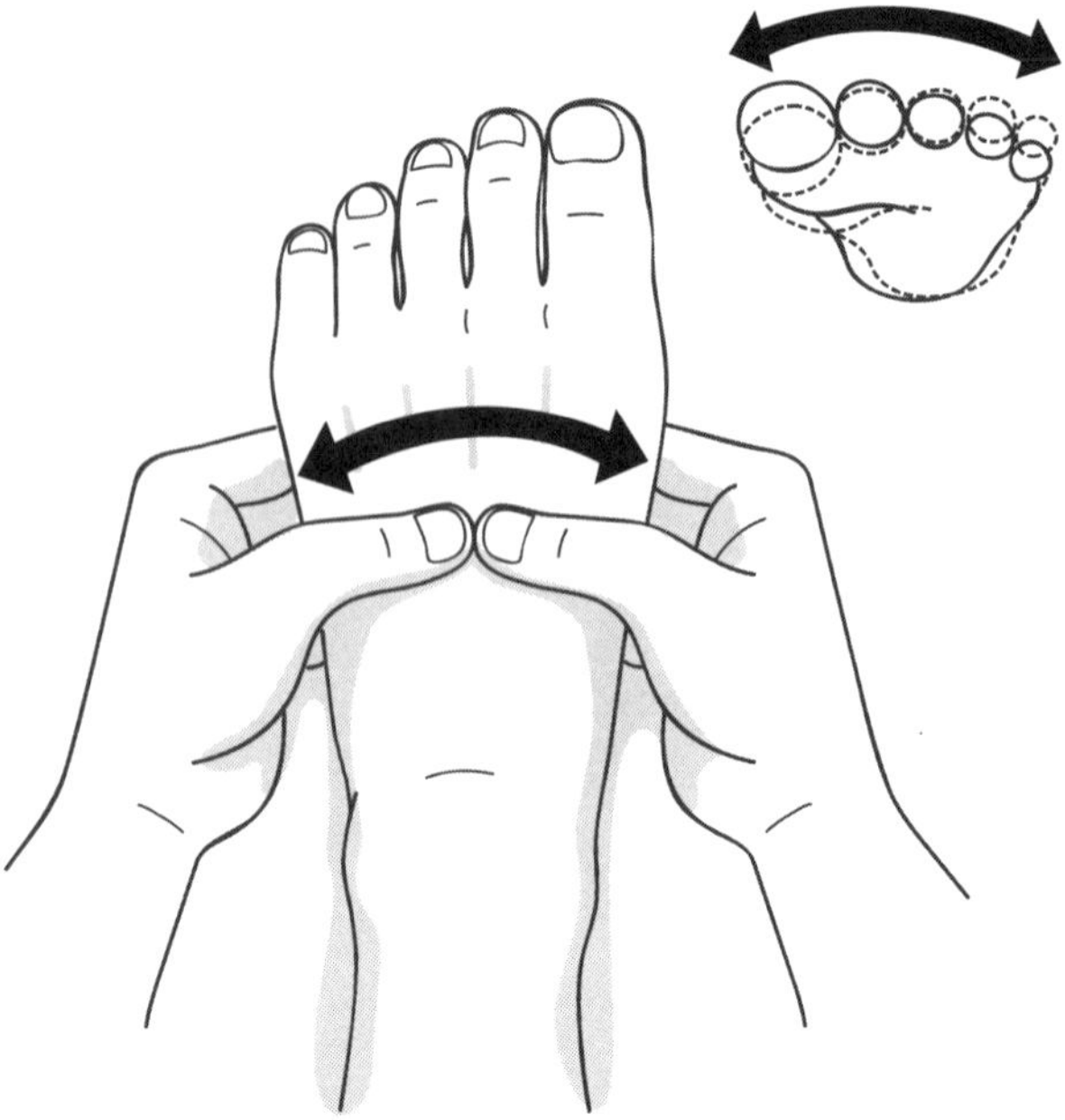

⑤次に足の甲の中央付近にある骨がもっとも高くなっている箇所（リスフラン関節）を左右の手の親指で押さえ、親指以外の指は足裏を押さえます。その状態で、足を第1指側と第5指側に交互に傾けるように揺らしてください。

足が傾いて固まっていると、傾いている側と逆方向に動かしにくいはずです。リスフラン関節の硬さが改善されると、足の傾きが改善し、足の第1指側、第5指側どちらにも動きやすくなります。

☆下腿部はがし

・足指の使い方によってすねの位置が変わる

下腿部とは、膝関節から足関節までの部分のことをいいます。下腿部には二つの骨があり、一つは内側にある脛骨《けいこつ》で、もう一つは外側にある腓骨《ひこつ》です。脛骨はいわゆるすねの骨で、腓骨よりも太く、体重を支えるうえでもっとも大切な骨といわれています。しかし、世の中には脛骨の位置が崩れている人が非常に多くいます。

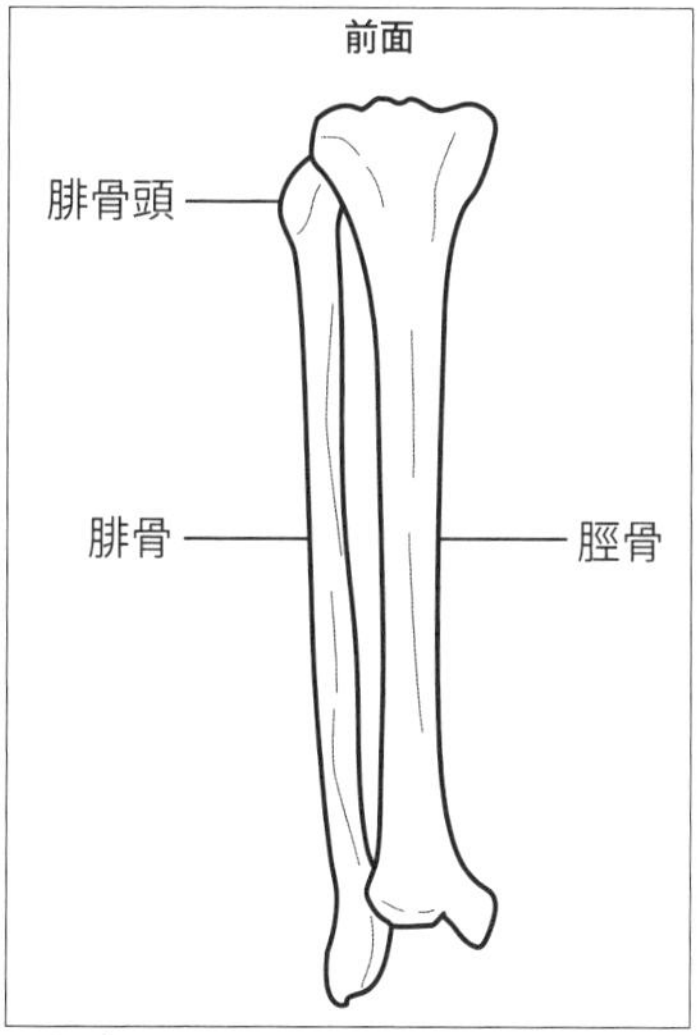

下腿部の骨

とくによく見られるのは、下腿部が内側に捻れているケース（内旋）や、外側に捻れているケース（外旋）です。そのような状態では腓骨も捻れていて、膝にも影響を及ぼし、痛みを起こしたり、O脚やX脚といったボディバランスの崩れにつながったりします。その結果、骨盤が歪んで腰痛を発症したり、肩の位置が左右でアンバランスになってこりや痛みを発症したりするようになるのです。

では、なぜ脛骨の位置は崩れるのでしょうか。いちばんの原因は、足指の使い方によって脛骨の位置が変わることです。たとえば足指の第1指と第2指は地面を踏みしめていても、第4指と第5指が浮いていたら、足元は内側に傾き（回内足）、脛骨は内側に捻れます。同じように第4指と第5指は地面を踏みしめていても、第1指と第2指が浮いていたら、足元は外側に傾き（回外足）、脛骨は外側に捻れます。

脛骨が内側に捻れているときは、脛骨を外側に向かって動かしにくくなり、逆に外側に捻れているときは、脛骨を内側に向かって動かしにくくなります。

まずは自分の脛骨が内側と外側のどちらに向かって動きにくいかをチェックしてみましょう。

〈脛骨の動きをチェックする方法〉

チェックは立った状態で行ないます（153頁の図）。

両手の親指の腹を使って、脛骨の内側と外側の骨際を押さえます。脛骨の内側の骨際を外側に動かそうとしたときに動かしにくければ、脛骨は内側に捻れているといえます。また、脛骨の外側の骨際を内側に動かそうとしたときに動かしにくければ脛骨は外側に捻れているといえます。

脛骨の内側と外側の骨際を何か所か動かして、とくに捻れがきつい箇所を確認しましょう。

チェックをしてどちらに捻れているかがわからない方は、このあとご紹介する「下腿部はがし」の「下腿部が内側に捻れている場合」（156頁&157頁の図）と「下腿部が外側に捻れている場合」（158頁の図）の両方とも行なってください。そうすれば脛骨の捻れは正常になっていきます。

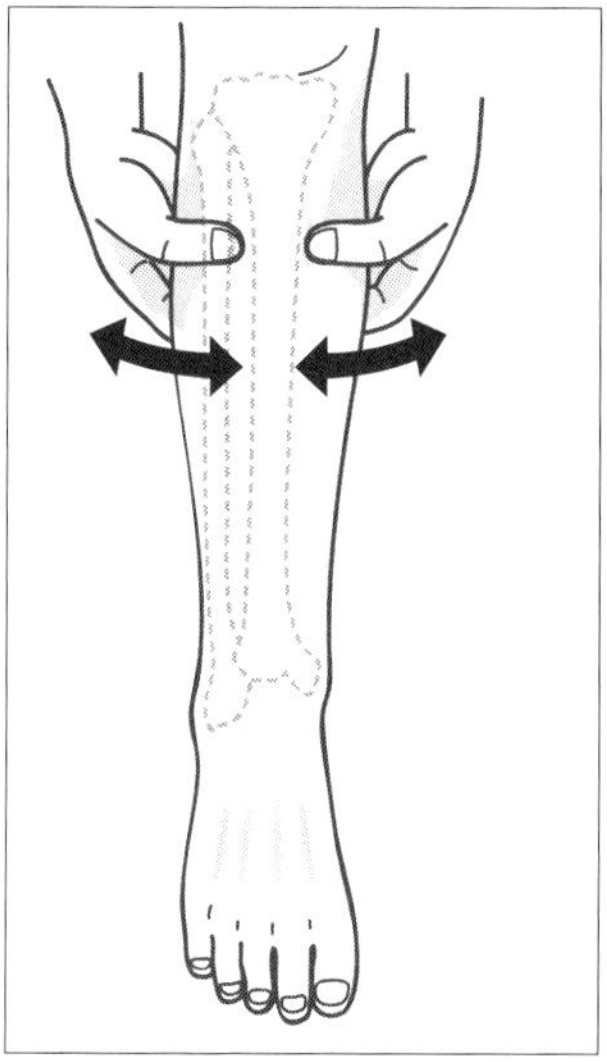
脛骨の動きをチェック

・二つのはがし方

「足指はがし」ですべての足指間が広がり、とくに足の第1指と第5指が力強く地面を踏みしめられるようになると、足元の傾きがなくなります。そうなると足元が安定してきて、足とすねの骨も正常な位置に収まるため、脛骨は捻れにくくなります。そのうえで「下腿部はがし」を行ないます。

先ほど下腿部には内側の脛骨と外側の腓骨があるとお伝えしましたが、脛骨は足関節、膝関節両方を構成している重要な骨で、本来は体重を支え、体を安定させる役割を担っています。一方、腓骨は脛骨よりもだいぶ細く、体を支えるという点において脛骨よりもかなり劣っています。

それにもかかわらず、足指を正しく使えず腓骨に体重を乗せていると、腓骨が外側にたわみO脚になってしまいます。そのような状態では、ふくらはぎの筋肉に負担がかかりすぎるため、その箇所が硬くなっていきます。筋肉がパンパンになると、内部の血管やリンパ管が圧迫され流れが悪くなるので、むくみ、冷え、こむら返り、肉離れといったことが起こるようになります。

それを防ぐには、それぞれの骨が正常な位置に収まり、正常な機能を果たせるようにする必要があります。そのために効果的なのが「下腿部はがし」です。

これには二つのはがし方があり、下腿部が内側に捻れているケースと外側に捻れているケースとでは異なります。

足元が内側に傾き、下腿部が内側に捻れているケースでは、まず腓骨の外側に付着している長《ちょう》・短《たん》腓骨筋《ひこつきん》や脛骨と腓骨の間に付着している長《ちょう》趾《し》伸筋《しんきん》を緩めて腓骨の位置を正常に戻し、そのあと脛骨を外側に戻します（156頁&157頁参照）。

一方、足元が外側に傾き、下腿部が外側に捻れているケースでは、まず脛骨の外側に付着している前脛骨筋《ぜんけいこつきん》を緩め、そのあと外側に張り出してパンパンになっている腓骨の裏側をはがします。そうすることで筋肉と腓骨の間にスペースが出来、動きがスムーズになります（158頁参照）。

下腿部が内側に捻れている場合

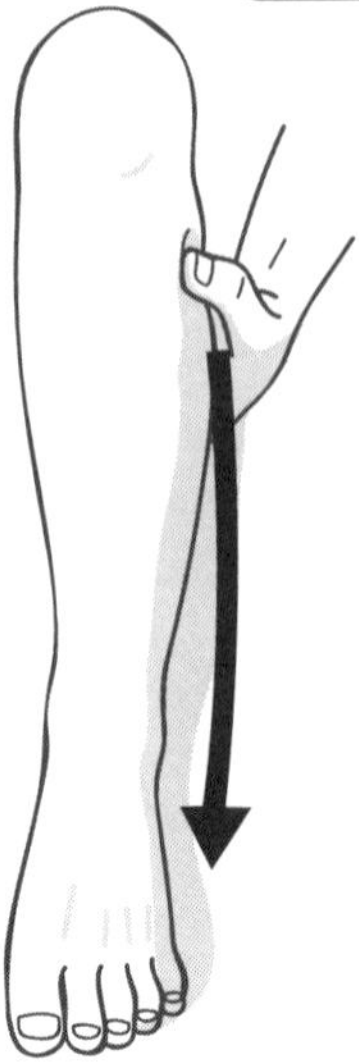

①腓骨筋を緩める

床に三角座りの状態で行ないます。手の親指の腹で腓骨の上部を外側から押さえ、圧を加えたまま腓骨の上部から下部（外くるぶし）に向かって親指を滑らせていきます（かんなで削るようなイメージ）。これを10回くり返します。両足でそれぞれ同じく行います。

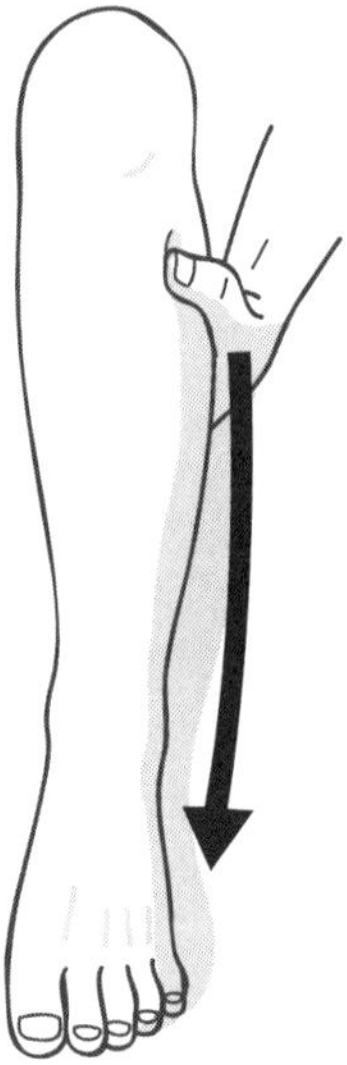

②長趾伸筋を緩める

床に三角座りの状態で行ないます。手の親指の腹で 腓骨と脛骨の間の上部を外側から押さえ、圧を加えたまま腓骨の上部から下部（外くるぶし）に向かって親指を滑らせていきます（かんなで削るようなイメージ）。こ れを10回くり返します。両足でそれぞれ同じく行います。

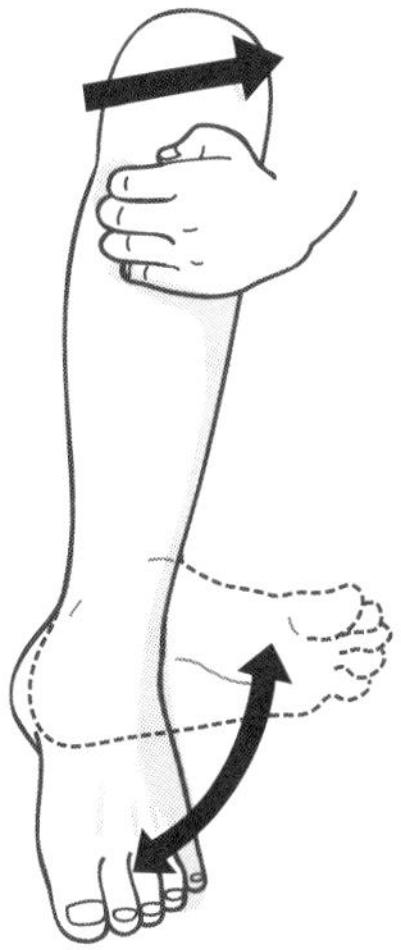

③脛骨を外側に戻す

床に三角座りの状態で行ないます。脛骨の内側に手の第２指から第５指までを引っ掛け、外側にはがしながら足首を曲げたり、伸ばしたりをくり返します。脛骨内側の上部から下部までを３か所に分けて、それぞれ５回ずつくり返します。両足でそれぞれ同じく行います。

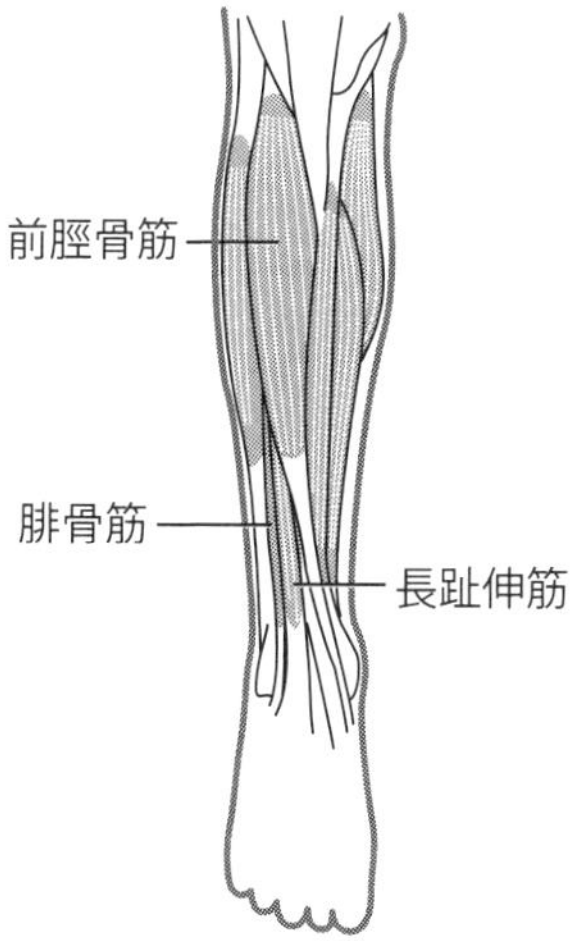

下腿部が外側に捻れている場合

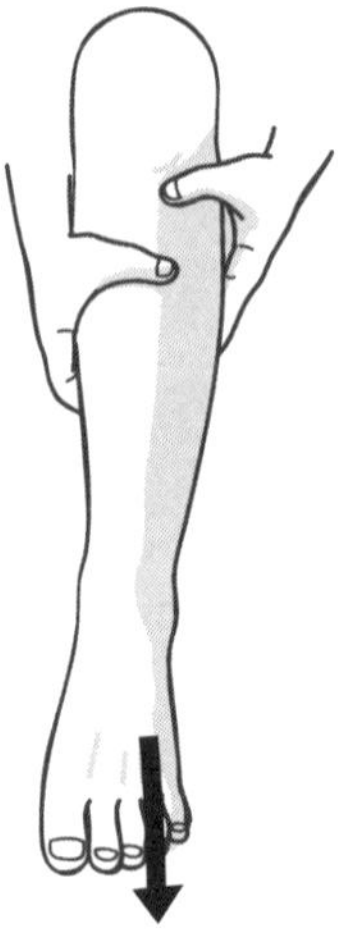

①前脛骨筋を緩める

床に三角座りの状態で行ないます。脛骨上部から脛骨のすぐ外側の筋肉を両手の親指の腹で押さえ、圧を加えたまま足をゆっくり伸ばしていきます。脛骨の上部から下部まで3か所に分けて、これをそれぞれ5回ずつくり返します。両足でそれぞれ同じく行います。

②腓骨の裏側をはがす

床に三角座りの状態で行ないます。腓骨外側の筋肉裏側を手の第2指から第5指の腹でひっかけるように押さえ、腓骨の外側の裏を内 側に向かって戻すようにしてはがしながら、足首を曲げたり伸ばしたりします。腓骨の上部から下部まで、3か所に分けて、それぞれ5回ずつくり返します。

両足でそれぞれ同じく行います。

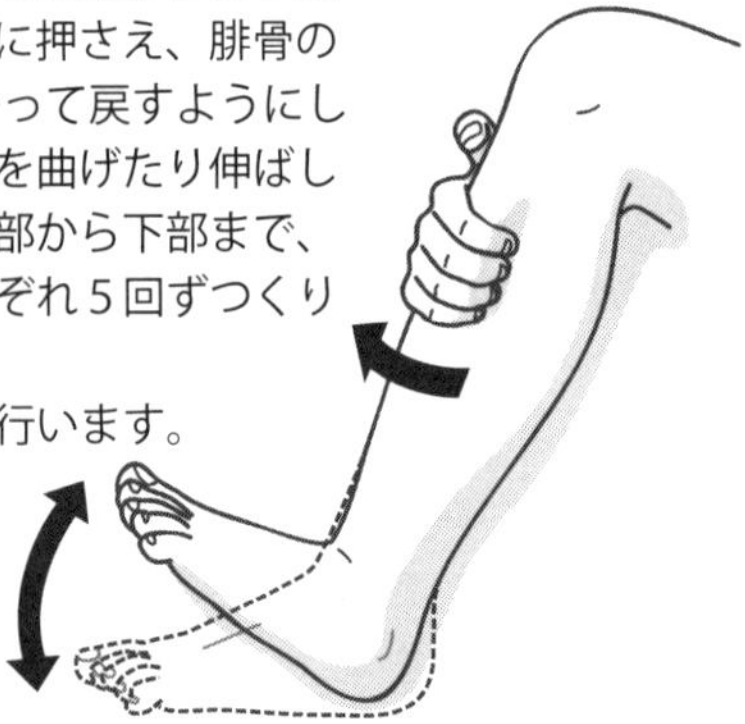

★膝のお皿はがし

・膝のお皿の動きをチェック

足元が崩れ、下腿部に捻れが連鎖していくと膝も捻れていきます。そのときにチェックしていただきたいのが膝のお皿の動きです。

チェックするときの大切なポイントは、下腿部の捻れと膝のお皿の捻れの向きです。必ずしも同じではありません。

たとえば、下腿部が内側に捻れると膝のお皿も内側に捻れ、外側の方向に動かしにくくなると思いがちですが、必ずしもそうとはかぎりません。よくあるのが、下腿部が大きく外側に崩れたとき、体はバランスをとろうとして大腿部（太ももの部分）を内側に閉じて戻そうとします。その結果、下腿部は外側に捻れているにもかかわらず膝のお皿は内側に捻れます。そうなると、膝のお皿は外方に動かしにくくなります。

ですから、下腿部の捻れの向きに惑わされることなく、膝のお皿がどの方向に動きにくいのかをしっかりとチェックしてください。

膝のお皿はがし

椅子に座って片足ずつ行ないます。膝のお皿を四方から手の指でつかみ、膝の動きを確認します。手で膝のお皿が動きにくい方向に固定し、膝の曲げ伸ばしをくり返します。左右の膝のお皿で、それぞれ30秒程度膝の曲げ伸ばしをくり返すようにしてください。ここでは、膝のお皿を上から下にはがすパターンと内から外にはがすパターンを示します。

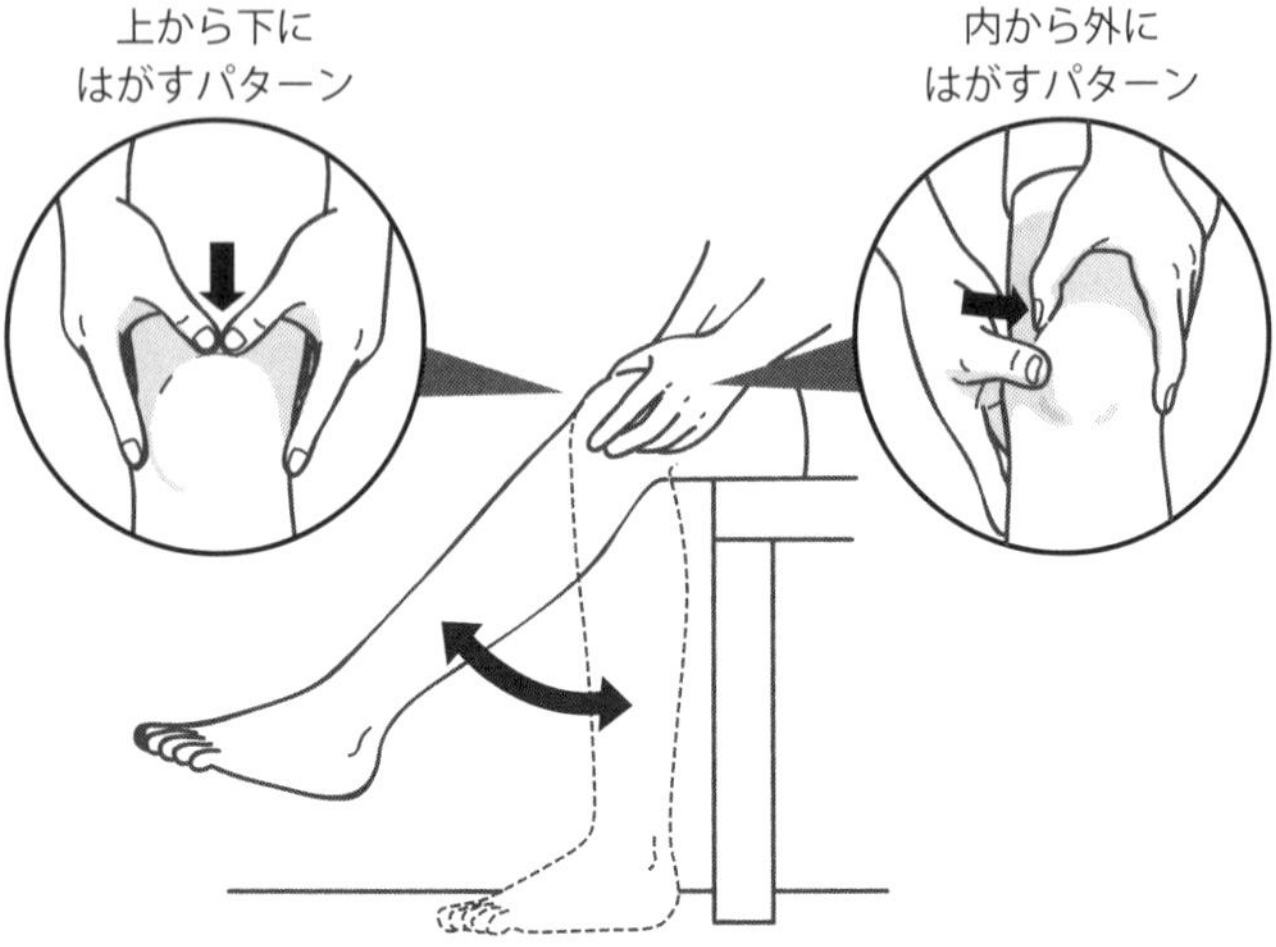

また、膝のお皿の動きの制限は左右の動きだけではありません。上下の動きも必ずチェックするようにしてください。

たとえば、足指をうまく使えないために、地面を踏みしめて後ろに蹴って歩いていない人は、大腿部の前側の筋肉を過剰に使って足を前方に振り出して歩く傾向があります。そのような歩き方では大腿部の前側の筋肉が縮こまるため、膝のお皿は上方に向かって引っ張られ固まってしまいます。このようなときは、膝のお皿は下方に動きにくくなります。

これらのことを踏まえて、まず膝のお皿の動きを上下左右にチェックしてみてください。その後で、次に続く「膝のお皿はがし」で動きの制限を解除してください。

チェックの方法は簡単です。立った状態で、膝のお皿を四方から手の指でつかみ、上下左右に動かします。たとえば、外側に動かしにくければ内側に向かって引っ張られていることになります。下側に動かしにくければ上側に向かって引っ張られていることになります。

チェックしたら、さっそく図を見ながら膝のお皿はがしを行なってください。

くり返しますが、足指を踏みしめて後ろに蹴って歩けていない人は、大腿部の前側の筋肉を使って足を前方に振り出して歩いているため、大腿部の前側の筋肉が縮こまり、膝のお皿が上方に向かって引っ張られて固まっていることがよくあります。よってこのような場合は、とくに膝のお皿の上部を下に向かって押さえ、膝を曲げ伸ばしするようにしてください。

☆大腿部はがし

・大腿部は体のバランスに大きな影響を及ぼす

大腿部（太もも）の筋肉は人体の中でもかなりボリュームがあり、強い筋肉です。そのためこの部位の筋肉が必要以上に硬くなると、他の部位に支障が出てきます。

足指を踏みしめて後ろに蹴って歩いていない人の多くは、大腿部の前側の筋肉である大腿四頭筋《だいたいしとうきん》を使って足を前方に振り出して歩いています。大腿四頭筋は読んで字の如く四つの筋肉からなり、そのなかの大腿直筋《だいたいちょっきん》という筋肉は収縮しすぎると骨盤が前傾します。そうなるとバランスを取ろうとして腰椎が過剰に伸展し反り腰になるため、腰に負担がかかります。

また、大腿四頭筋のなかで外側にある外側広筋《がいそくこうきん》という筋肉は、収縮して硬くなりすぎると、重心が収縮した側に傾き、さらに同じ側の骨盤の骨も前方に引っ張られ捻れます。

同様に、大腿部の外側にある腸脛靭帯《ちょうけいじんたい》も体のバランスに大きな影響を及ぼします。この靭帯は大腿部の外側から膝を越えて脛骨の外側にまで付着していますが、硬くなると大腿部は内側に捻れ、膝下の下腿部は外側に捻れます。そうなると膝は捻れます。このような状態でランニングをして、膝の外部に痛みを生じるのが、腸脛靭帯炎《ちょうけいじんたいえん》（別名ランナー膝）です。

また大腿部前部の内側にある長内転筋《ちょうないてんきん》が収縮しすぎて硬くなると、同じ側のお尻は外側に押し出されて硬くなります。その結果、股関節を外側に広げにくくなって可動域が狭くなったり、悪化すると坐骨神経痛につながったりする場合があります。

このように大腿部の筋肉が過剰に収縮して硬くなると、膝、股関節、骨盤、腰といった各所に問題が生じるようになります。大腿部のどの箇所が硬くなっているのかは、次にご紹介する大腿部はがしを行なうとわかります。硬い箇所があれば、そこが問題のある箇所になります。必ず左右の大腿部を両方行ない、硬さを比較しながらはがしていってください。

大腿直筋・外側広筋はがし

まず大腿部前側にある大腿直筋と、外側にある外側広筋をしっかりと緩めていきます。

①椅子に座って、膝を伸ばします。

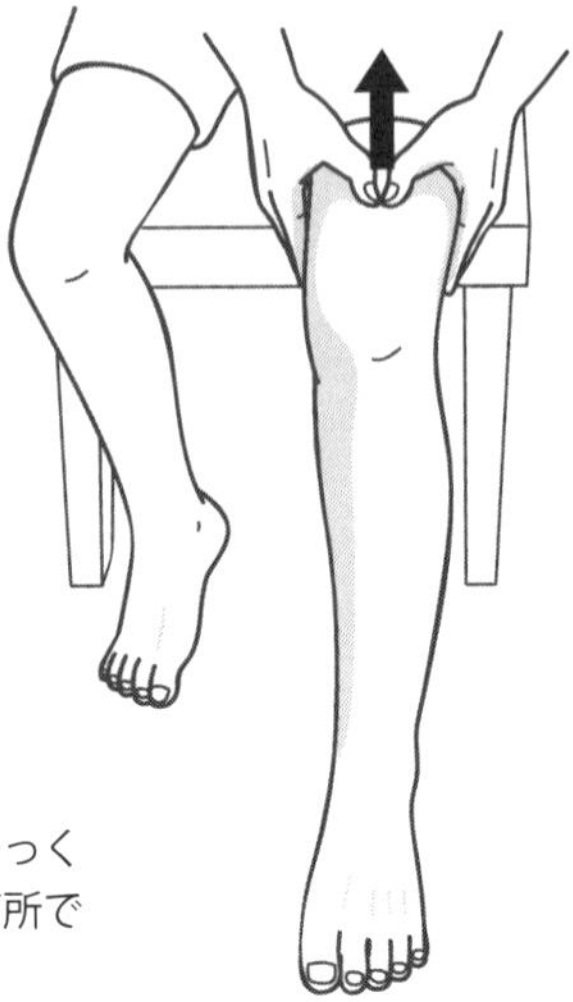

②大腿直筋を緩めるには、大腿部の中央のラインを、膝に近い側から両手の親指を使って、下から上に向かって押し込むように押さえます（指の力が弱い方は太めのペンなどを使って押さえても構いません）。

③指で押さえたままの状態で膝をゆっくりと深く曲げてください。同じ箇所で5回膝を曲げてください。

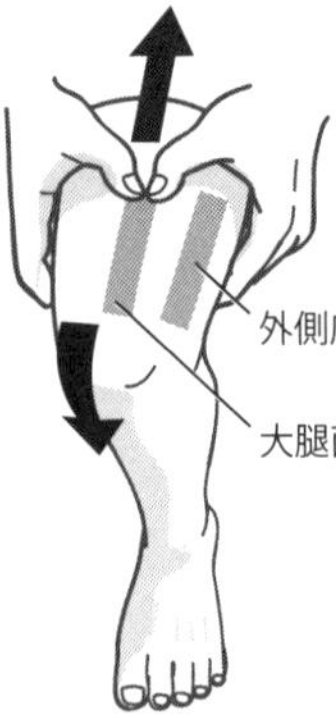

④大腿部の大腿直筋のライン上を各々4か所に分けて①〜③を行なってください。1か所につき5回膝を曲げてください。両足でそれぞれ同じく行います。

※外側広筋を緩めるには、大腿部中央と外側の間のラインを同様に押さえ、（ペンの使用可）大腿直筋同様行ないます。

腸脛靭帯はがし

腸脛靭帯を緩めるためには、大腿部外側の裏側から腸脛靭帯をはがしていく必要があります。腸脛靭帯が硬くなると、腸脛靭帯は大腿部後ろ側の大腿二頭筋と癒着して、正常な機能を果たせなくなります。それを防ぐために腸脛靭帯をはがしていきましょう。

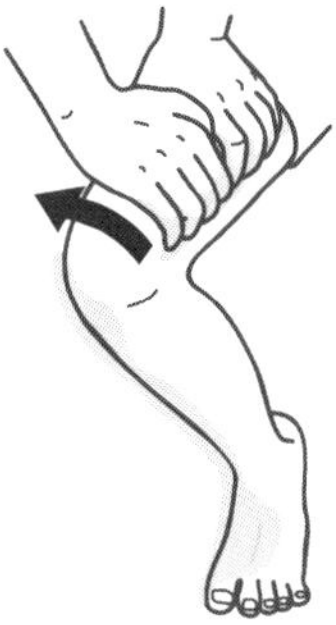

①椅子に座って足を下に垂らし、膝に近いところから大腿部外側の筋肉裏側にある溝に両手の第２指から第５指までを入れ 込みます。

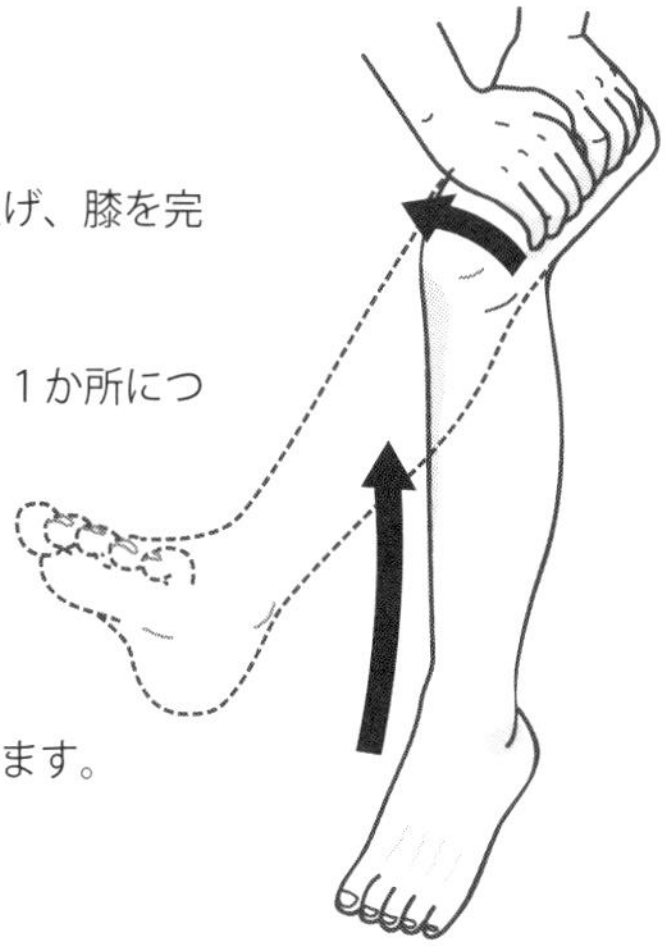

②その状態で足先を上に持ち上げ、膝を完全に伸ばします。

③行なう箇所を３か所に分け、１か所につき５回、膝を完全に伸ばします。１か所が終わったらはがす位置を上方に移動させて、①と②をくり返し行ないます。
両足でそれぞれ同じく行ないます。

長内転筋はがし

長内転筋の深部をしっかりとはがします。

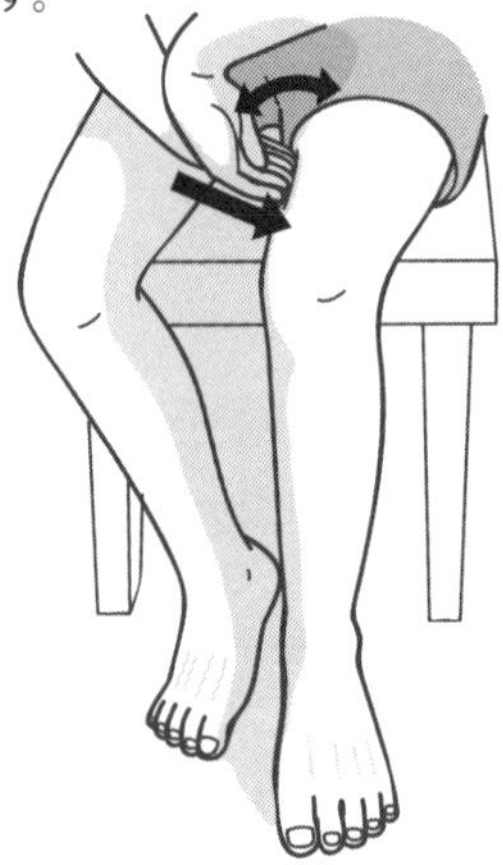

①両手の第 2 指から第 5 指までの指の腹を大腿部内側の深部に入れ込みます。

②指の腹を深部に入れ込んだまま、圧を緩めずに横に揺らし、長内転筋の深部をはがします。

③ 1 か所につき 10 秒ほどはがします。

④膝に近いところから同じライン上を 3 か所に分けて①～③をくり返します。

大腿部の筋肉

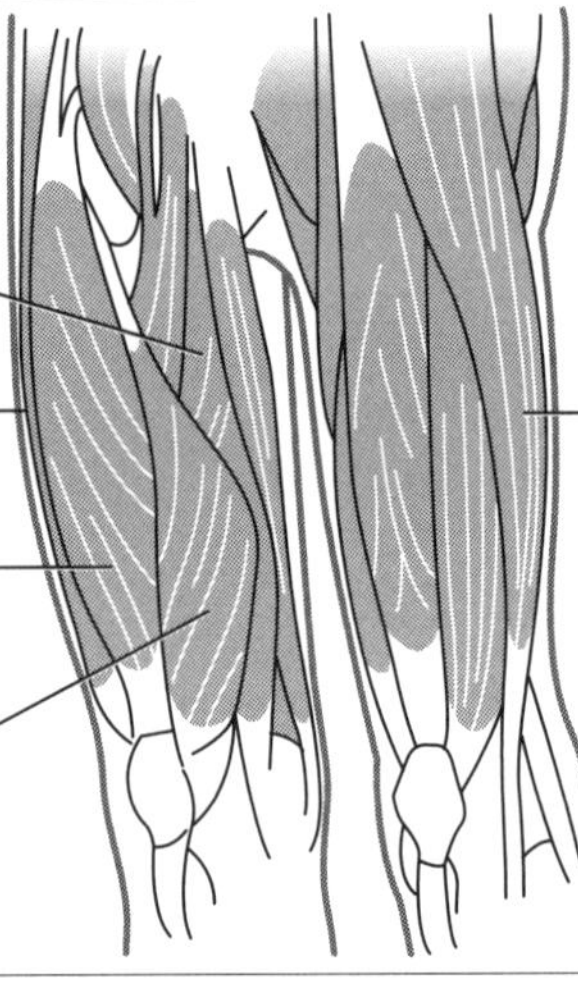

★鼠蹊部はがし

・鼠蹊部の緊張を解放するメリット

人にもよるかとは思いますが、日常生活のなかで「座る」時間は意外と長いと思います。座っている姿勢は比較的リラックスできて楽な感じはしますが、股関節は縮こまり、鼠蹊部は圧迫されています。1日数時間、この状態が毎日続くと鼠蹊部内に影響が出てきます。

鼠蹊部は股関節の前面部分を指し、座ったときいちばんシワが寄る部分です。この鼠蹊部には大腿動脈《だいたいどうみゃく》、大腿静脈《だいたいじょうみゃく》といった太い血管が通っています。ところが鼠蹊部が圧迫され続けると、これらの血管も圧迫され全身への血液の流れが悪くなります。また、鼠蹊部には鼠蹊リンパ節もあり、血管やリンパ節が圧迫されると痛みやだるさだけでなく、冷えやむくみといった症状が出てきます。

さらに大腿神経も鼠蹊部を通過しているため、圧迫を受けたり引っ張られたりすると、太ももの付け根から膝上までの範囲で大腿神経痛を発症することがあります。

それだけでなく腸骨筋《ちょうこつきん》、大腰筋《だいようきん》といった筋肉も鼠蹊部を通過しています。とくに大腰筋は大腿骨と腰椎をつないでいる筋肉で、股関節、骨盤、腰椎の位置にも大きく影響を及ぼします。そのため大腰筋が過剰に収縮すると、腰や股関節を中心にさまざまな不調へとつながっていきます。

その他にも、骨盤内には消化器、泌尿器、生殖器などの内臓も含まれているので、鼠蹊部が圧迫されると、生理痛をはじめとした婦人科疾患、便秘や下痢、頻尿といった内臓の不調にもつながっていくのです。

このように鼠蹊部周辺には血管、リンパ、神経、筋肉、内臓といった各組織が密集しているので、鼠蹊部をはがして緊張を解放することによるメリットは多大です。

鼠蹊部はがし

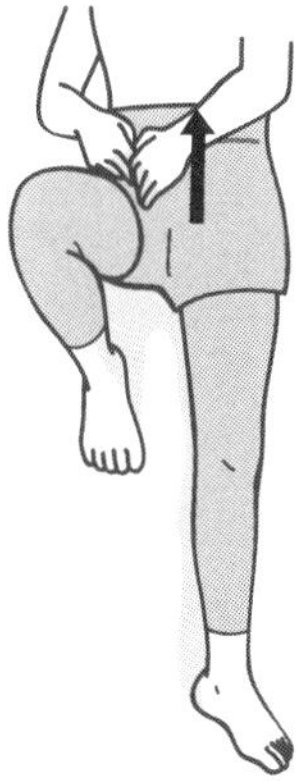

①仰向けに寝て片足の膝を曲げます。
②両手の第2指から第5指までを使って膝を曲げたほうの鼠蹊部を押さえ、上方に向かって引き上げます。

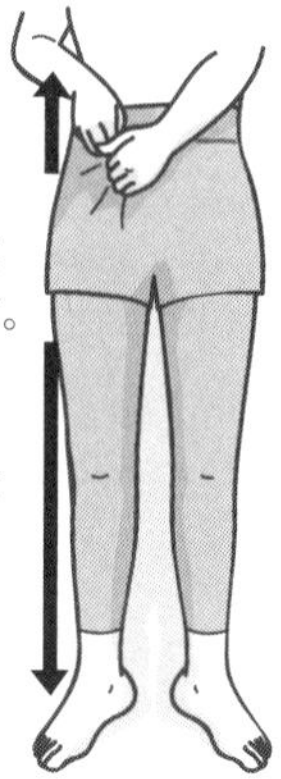

③引き上げた状態のままゆっくりと膝を伸ばします。膝を完全に伸ばしたら、また膝を曲げます。
②と③を10回くり返します（鼠蹊部を縦にはがす）。
終わったら反対の足も同様に行ないます。

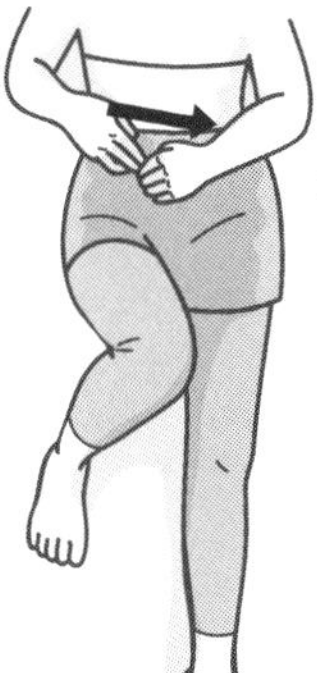

④次は、仰向けに寝て片足の膝を曲げた状態で、鼠蹊部の外部を両手の第2指から第5指までを使って内側に向かって押さえます。

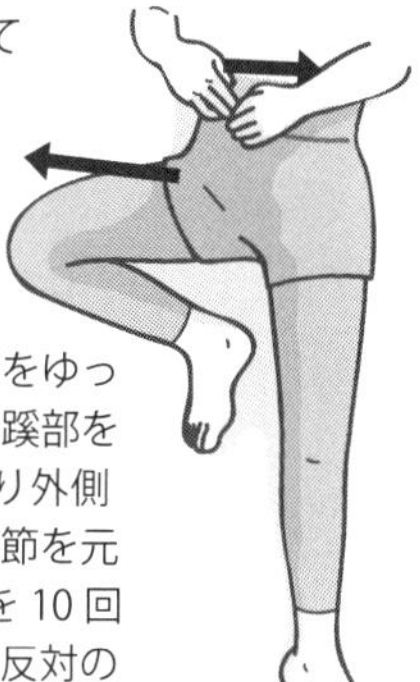

⑤押さえた状態のまま股関節をゆっくりと外側に広げます（鼠蹊部を横にはがす）。可能なかぎり外側に広げきったら、また股関節を元の位置に戻します。④と⑤を10回くり返します。終わったら反対の足も同様に行ないます。

☆つま先立ち体操

・下半身の安定と上半身へのつながりを確立する

「鼠蹊部はがし」までが下半身の「はがし」です。下半身のはがしの目的は、足指を正しく使えるようにして土台を安定させ、下半身の筋肉で緊張している箇所を矯正し、骨の位置を正常に戻すことです。

そのうえで、さらに土台から安定した下半身を確立させ、体のセンターラインのインナーマッスルを強化するために「足指はがし」に「つま先立ち体操」をプラスし、そのあと順に上半身と顔の「はがし」を組み合わせていきます。「足指はがし」と「つま先立ち体操」を毎回必ず行なうのは、現在の安定した下半身の状態を維持させ、それを上半身につなげるためです。

ここで「つま先立ち体操」の主なメリットを整理しておきます。

❶足指が強化され、自分の体をしっかり支えられるようになる。それと同時に、足指で後ろに力強く蹴って歩けるようになる。

❷体の後ろ側の筋肉が強化される。
❸下半身の内側の筋肉が使えるようになり、重心が体の中心で落ち着き、体が外側に傾かなくなる。その結果、体のバランスが良くなる。
❹安定した下半身が確立され、そこから上半身に良いつながりをつくることができる。
❺骨盤が起きてきて姿勢が良くなる。
❻下半身の血液やリンパ液の循環が良くなるので、冷えやむくみが改善される。

両足つま先立ち体操

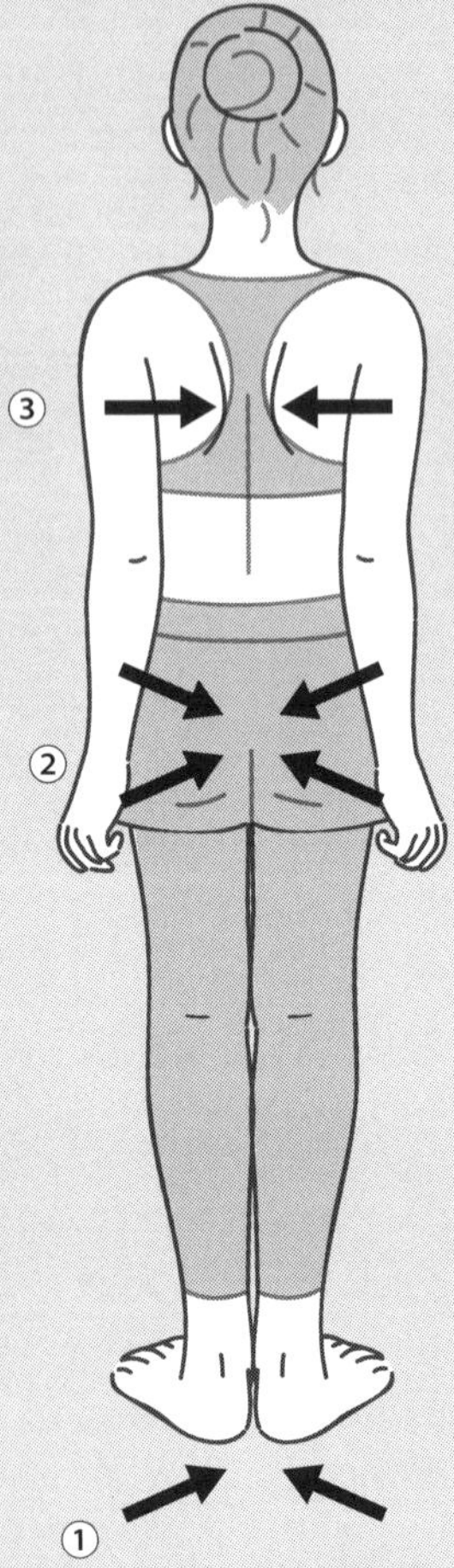

① 両足のかかとを合わせて立つ。つま先は広げて逆八の字になるようにする

② お尻の筋肉を内側にキュッと締める

③ 同時に左右の肩甲骨を内側に寄せる

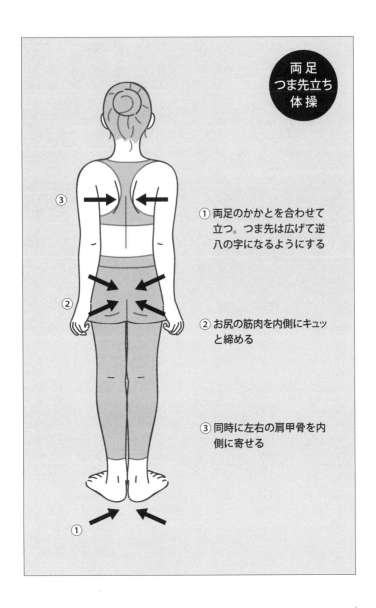

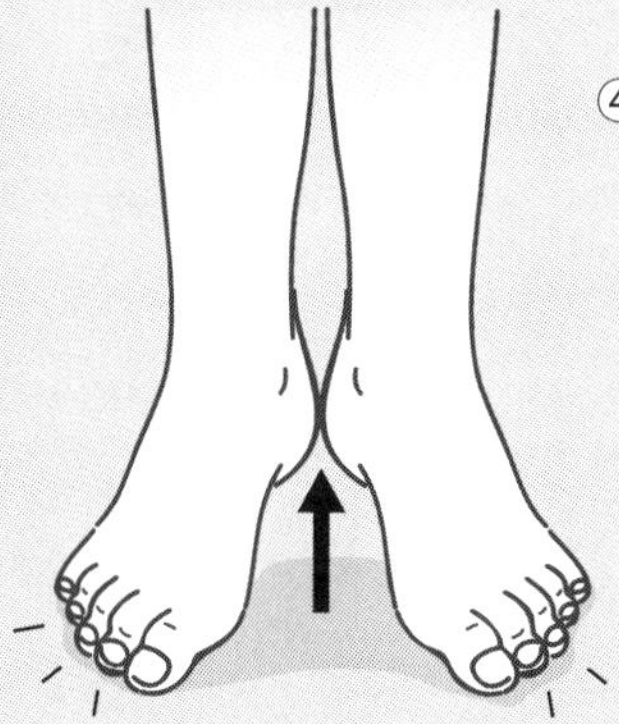

④ ②③の状態をキープしたまま、両足のかかとを離さずにつま先立ちをする。

このときに足指で地面をつかむように意識する

⑤ つま先立ちしたら、1〜2秒静止し、それからゆっくりとかかとを下ろして着地する

⑥ これを30回くり返す

POINT

・ふらつくときは壁に手をついても結構ですが、できるだけ壁に手をつかないで行なってください
・かかとの内側をつけたままでつま先立ちがうまくできない場合は、初めのうちはつけなくても構いません。徐々につけるようにしてください

☆肋骨はがし

・肋骨の働き

肋骨には、①内臓を守る②呼吸に関与する③体幹を支持し姿勢に関与する、といった主な働きがあります。

①は文字どおり、胸骨、脊柱とともに胸郭《きょうかく》を構成して内臓を周囲から囲んで守る働きです。胸郭の前側には胸骨があり、後ろ側には脊柱があり、その胸骨と脊柱をつなぐ架け橋になっているのが肋骨です。左右どちらか一方の肋骨間が狭くなると、中にある内臓を圧迫したり引っ張ったりすることがあります。そうなると、内臓が正常に機能できなくなることもあります。

②に関しては、各肋骨の間に肋間筋という筋肉があり、呼吸をするときその肋間筋が収縮したり弛緩したりすることで肋骨を含む胸郭が動きます。この動きが悪くなると息苦しい、呼吸が浅いといった症状につながっていきます。

③に関しては、肋骨を含む胸郭が歪むと脊柱も歪みます。そのために体幹が傾いた

り捻れたりして、姿勢を正常に保持するのが難しくなってきます。そのまま筋肉が固まってしまうと、慢性的に姿勢が悪くなります。

そこで肋骨はがしを行なうと、周辺の硬さを改善して肋骨本来の働きを取り戻し、内臓、呼吸、姿勢に関する不調を改善することができます。176頁の図を見ながら行なってください。

肋骨はがし

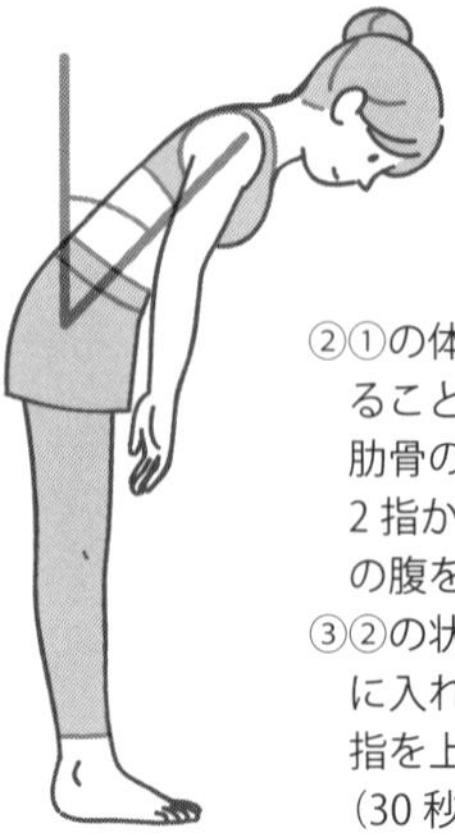

①立った姿勢から45度程度前屈します。

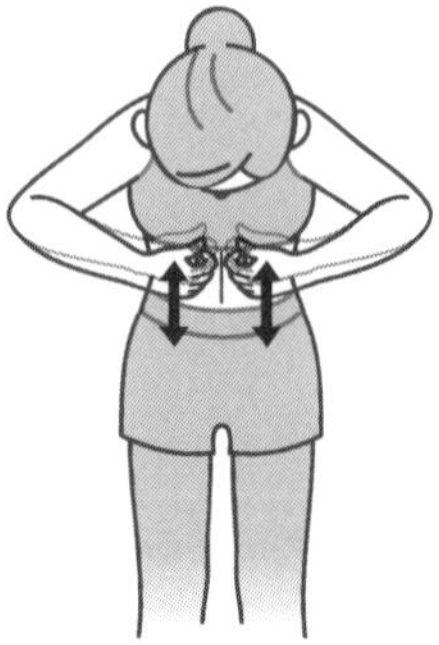

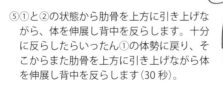

②①の体勢で、お腹側で触ることができる一番下の肋骨の裏側に、両手の第2指から第5指までの指の腹を入れます。

③②の状態から肋骨の裏側に入れた第2指から第5指を上下に動かします。（30秒）

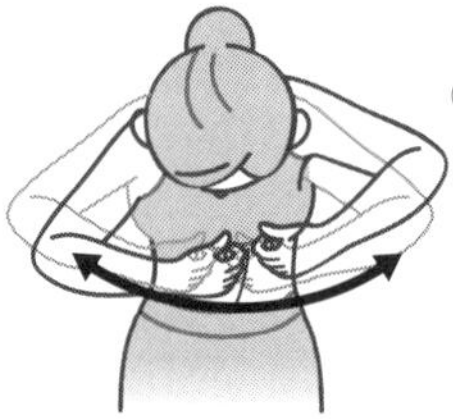

④②③の終了後、①と②の状態で体を左右にゆっくり大きく回旋させます。（30秒）

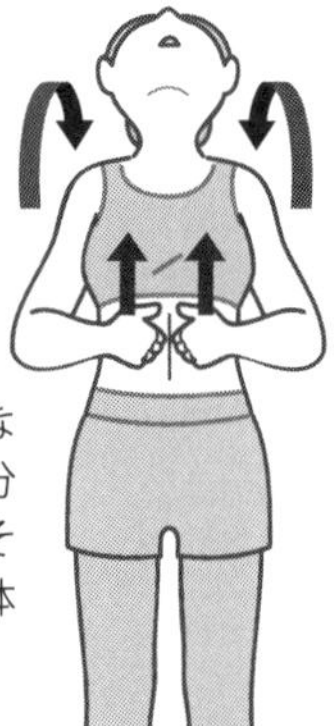

⑤①と②の状態から肋骨を上方に引き上げながら、体を伸展し背中を反らします。十分に反らしたらいったん①の体勢に戻り、そこからまた肋骨を上方に引き上げながら体を伸展し背中を反らします（30秒）。

★胸骨はがし

・胸骨を正しい位置にする

胸骨は胸の谷間の位置にあり、縦長の骨になります。胸骨は、体のつながりを考えるうえでとても重要な骨になります。

胸骨には左右12対ある肋骨のうち、左右7対の肋骨が肋軟骨を介して連結していきます。肋骨は背中の脊柱に連結し、全体として胸郭を形成しています。

また、胸骨の上部は鎖骨にも連結し、鎖骨は後方の肩甲骨と肩鎖関節《けんさかんせつ》を形成しています。また、鎖骨と肩甲骨には首や肩につながる筋肉が付着しているので、全体の中心の柱となる胸骨の位置は、首や肩の動きに大きく関係してくるのです。さらに、肩甲骨は上腕骨と肩関節を構成するので、胸骨は肩と腕の位置関係や動きとも関係が深いのです。

つまり、体の前側中央にある胸骨の位置が崩れると、胸郭全体が崩れ、さらに鎖骨と肩甲骨の位置も崩れてきます。そうなると姿勢も崩れ、巻き肩や猫背になり、肩や首の可動性が悪くなってくるのです。

　このように重要な役割を持つ胸骨の位置が崩れている人は、呼吸器疾患を患っていることも少なくなく、胸骨が硬くなり、動きも悪くなっていることがほとんどです。

　胸骨の内部（裏側）には胸腺《きょうせん》があり、胸腺は免疫と密接な関係があります。咳がなかなか止まらない患者さんに対し胸骨の動きを良くすると、咳が改善したという例はこれまでにも複数あります。

　その他にもこれまでに、胸骨を正しい位置にすることで肩・首の痛みやこり、動き、姿勢、呼吸などが改善した例はたくさんあります。179頁の図を見ながら行なってください。

胸骨はがし

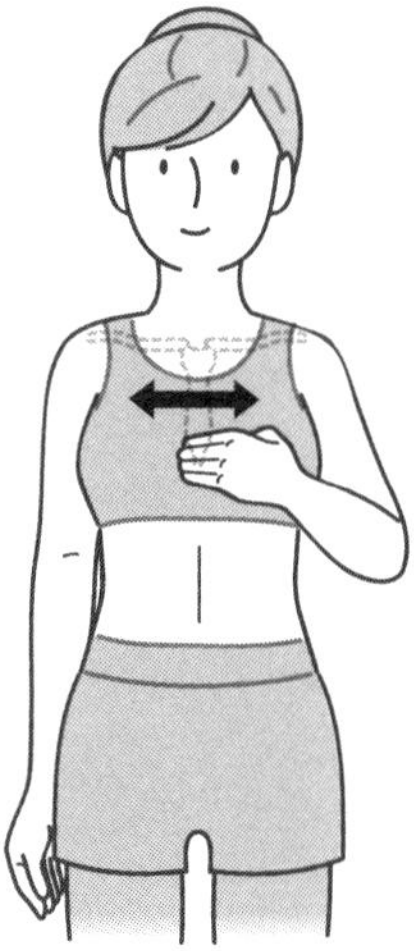

①まず胸骨の動きをチェックしましょう。左右の鎖骨の内端（前方に突起している箇所）を目印にして、その下方をみぞおちに向かって指でなぞっていくと、胸骨の左側と右側を確認できます。

②右の鎖骨内端の直下から、胸骨の右側を左手の第２指から第５指までで押さえ左右に動かします。同様に、縦につながるラインを下方に向かって順 に左手の第２指から第５指までで押さえ、左右に 動かし胸骨右側の動きをチェックしていきます。

③胸骨右側の動きが悪い箇所を、動きが悪い方向に押さえながら、右腕を真横に広げ、その右腕も胸骨を動かしている方向と同じ方向に10 回ずつ動かします（例 : 胸骨を外に向かって動かしたら腕も外 に向かって広げる)。

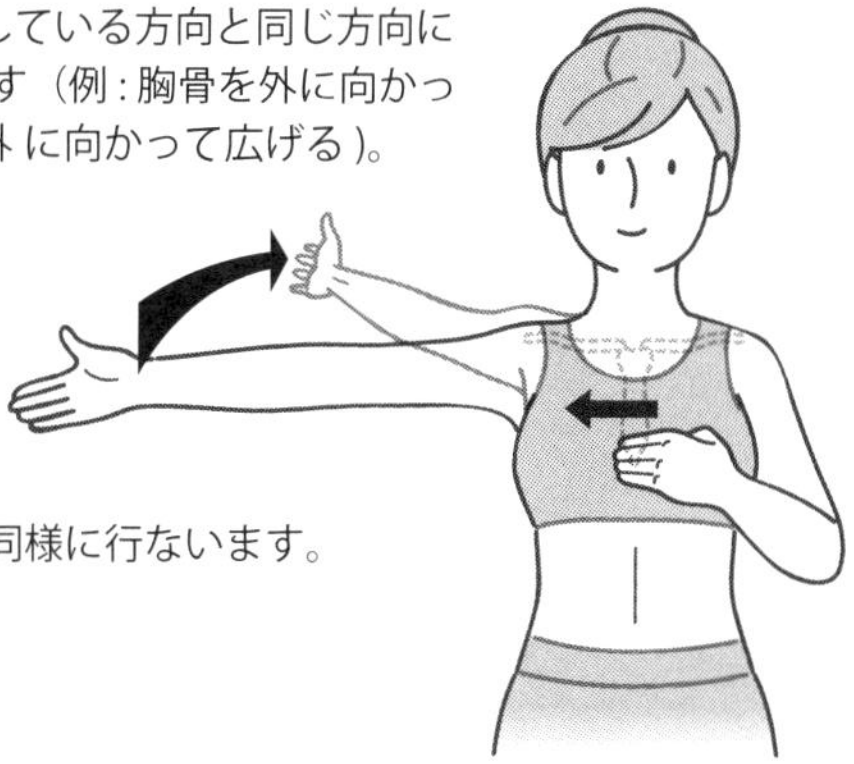

④胸骨の左側も同様に行ないます。

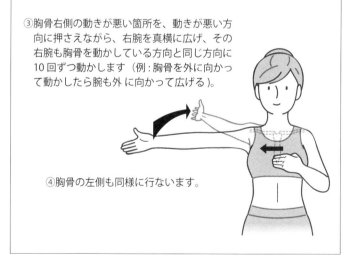

★鎖骨はがし

・鎖骨周辺は神経、血管、リンパ管の重要拠点

鎖骨の奥のスペースは、神経・血管・リンパ管が通過している重要な箇所になります。しかし、巻き肩や猫背になっていると、鎖骨が内側に食い込み、下方に押し込まれ、奥にめり込んでいきます。

その結果、神経、血管、リンパ管が圧迫されたり引っ張られたりして、肩や首にはこりやだるさ、腕から手先にかけてはむくみや冷感、しびれや痛みなどが出てくるようになります。

また、鎖骨の動きが悪くなると肩の可動域が制限されることもあります。さらに鎖骨の位置が崩れ、肩甲骨や上腕とのつながりが悪い状態が続くと、将来五十肩になるおそれがあるので注意が必要です。

そこで鎖骨をはがし緊張を解放すると、このような不調の改善を期待できます。181頁の図を見ながら行なってください。

鎖骨はがし

①右鎖骨をはがす場合は、右鎖骨内端（前方に突起している箇所）を外側に向かって左手の親指で押さえます。

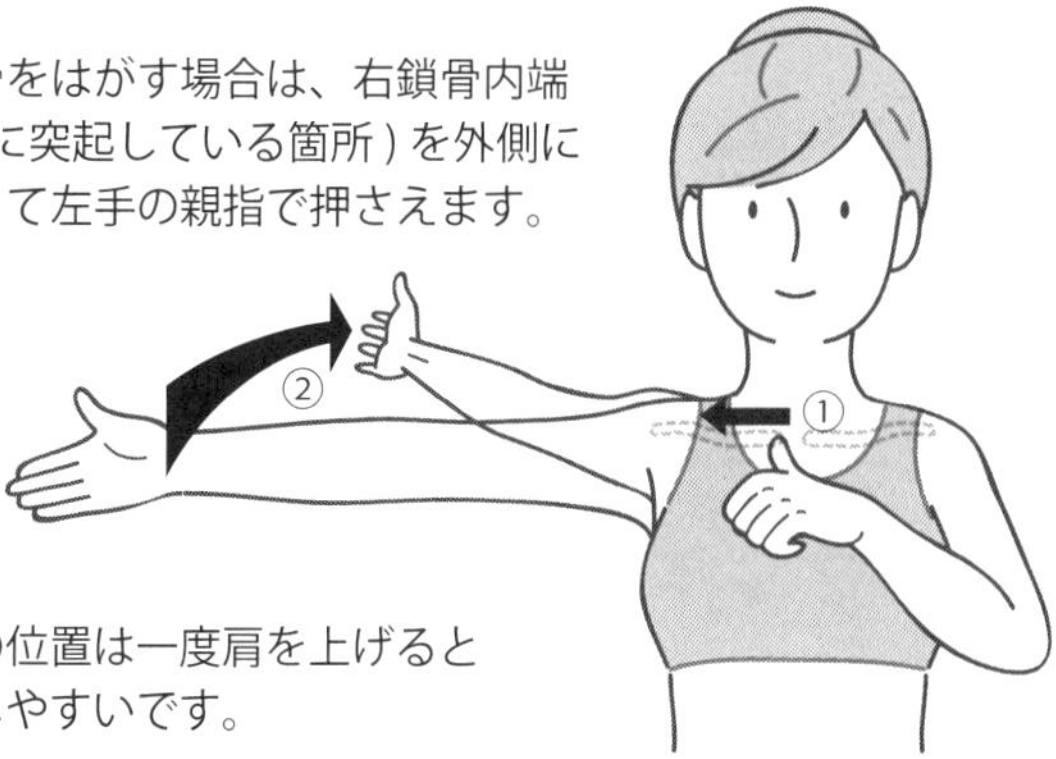

※鎖骨の位置は一度肩を上げると確認しやすいです。

②①の状態で、右腕を水平に広げ、さらに後方に向かって広げていきます。10回行ないます。

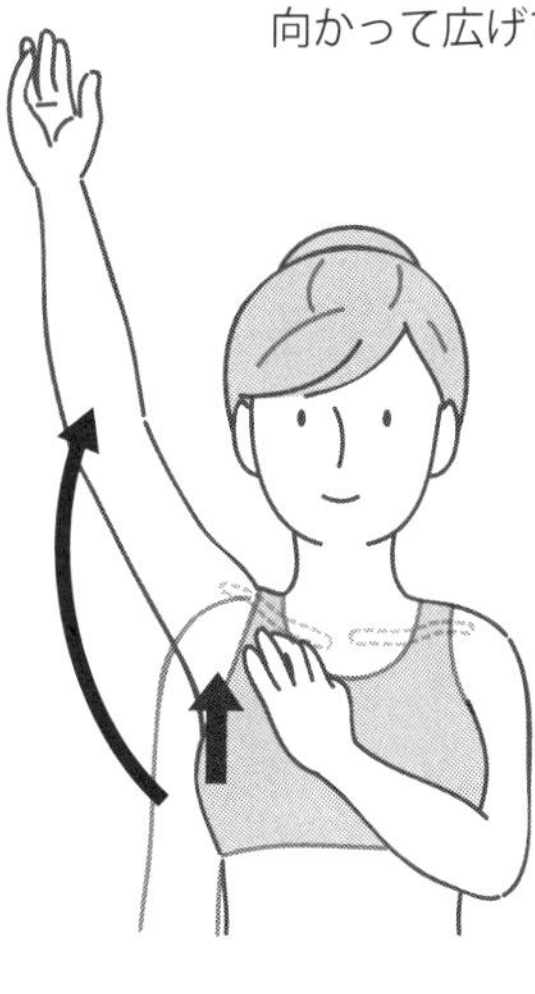

③次に、右腕を下に垂らした状態で右の鎖骨の下側から左手の第2指から第5指で鎖骨を上方に向かって押し上げます。左手の指で鎖骨を上方に向かって押し上げたまま、右腕を体の前で上方に向かって上げていきます。手の指先が天井に向くまでしっかりと腕を上げてください。10回行ないます（鎖骨は一度肩を上げると位置を確認しやすいです）。

鎖骨はがし

④最後に、右鎖骨を上からつかむように左手の第２指から第５指を入れ込み、鎖骨の後ろ側から前方に向かって鎖骨を引き出します。

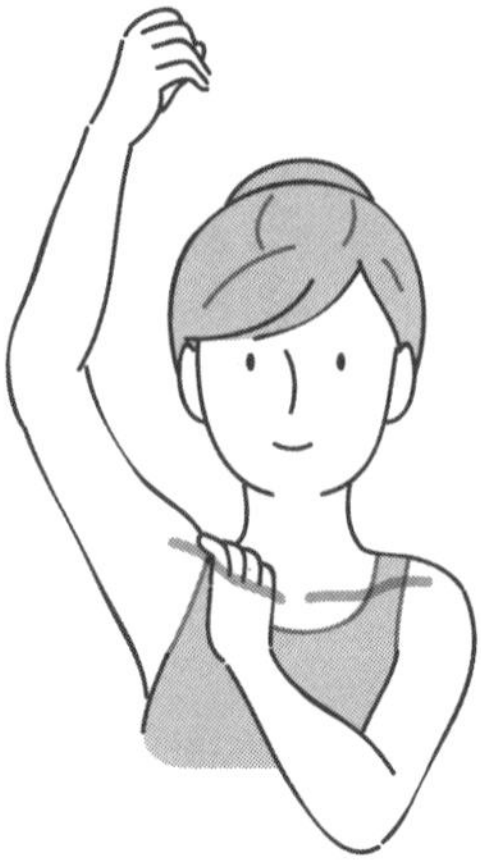

その状態で右腕を内側に向かって大きく回します。これを10回行ないます（体の奥に埋まっている鎖骨を前方に引出し、鎖骨の奥のスペースを解放することで、神経、血管、リンパ管の圧迫を解除する）。

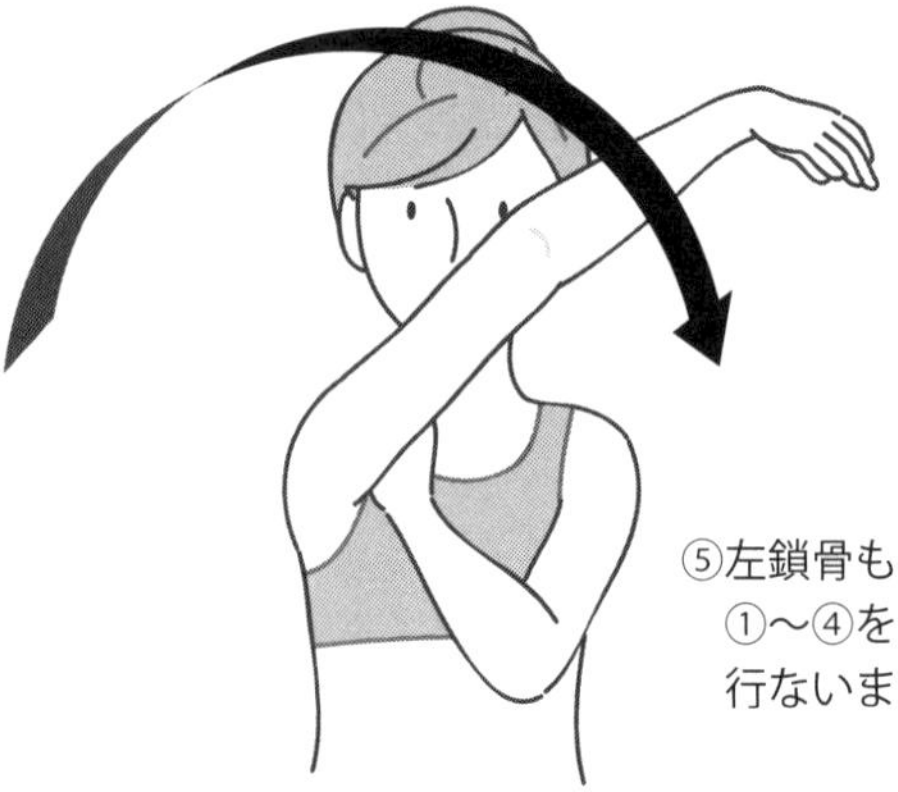

⑤左鎖骨も同様に①〜④を行ないます。

★肩甲骨はがし

・肩甲骨は上半身の重要な中継ポイント

肩甲骨にはじつに多くの筋肉が付着していて、頭部、頸椎、胸椎、肋骨、上腕など幅広く多方面にわたってつながっています。したがって肩甲骨は、体を動かすときに各所と連携する重要な中継ポイントになっているのです。

肩甲骨は、筋肉のみならず他の骨との連結ポイントとしても重要です。肩甲骨と鎖骨とは肩鎖関節を構成し、さらに肩甲骨と上腕骨とは肩甲上腕関節《けんこうじょうわんかんせつ》を構成しています。さらに肩甲骨周辺にはさまざまな靱帯も付着しています。

このように肩甲骨には高速道路のジャンクションのようにさまざまな組織が合流し、そこから多方面に分岐しています。つまり、体のつながりの要所になっているため、肩甲骨自体の動きは連結している各所との動きや位置のバランスをとるうえでたいへん重要なのです。ところが、肩甲骨の動きの悪い人が非常に多いのです。

肩甲骨自体の動きが悪くなると、当然その周辺にも影響が出てきます。姿勢が悪い人の代名詞でもある猫背は、肩甲骨につながっている筋肉が収縮して硬くなることで、肩甲骨が背骨から外側に向かって引っ張られ、さらに体の前方に巻き込まれて固まっている状態です。この状態で肩や腕を動かそうとしても正常な動きができません。

そのままにしていると、痛みやこりといった症状が出てきたり、呼吸が浅くなって、ひどい場合は呼吸がしづらくなったりすることさえあります。これを防ぐには、肩甲骨をはがし動きを良くして、各所との連携を良くすることが必要です。

185頁から187頁の図を見ながら行なってください。

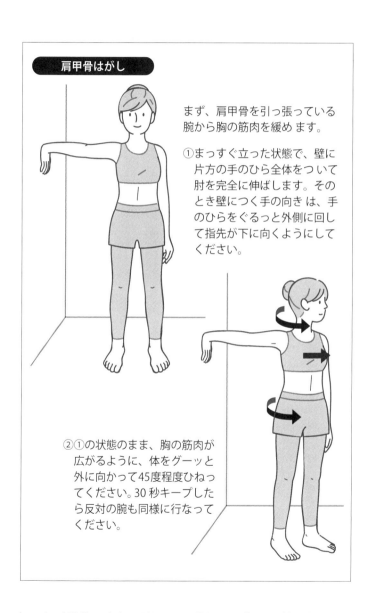

肩甲骨はがし

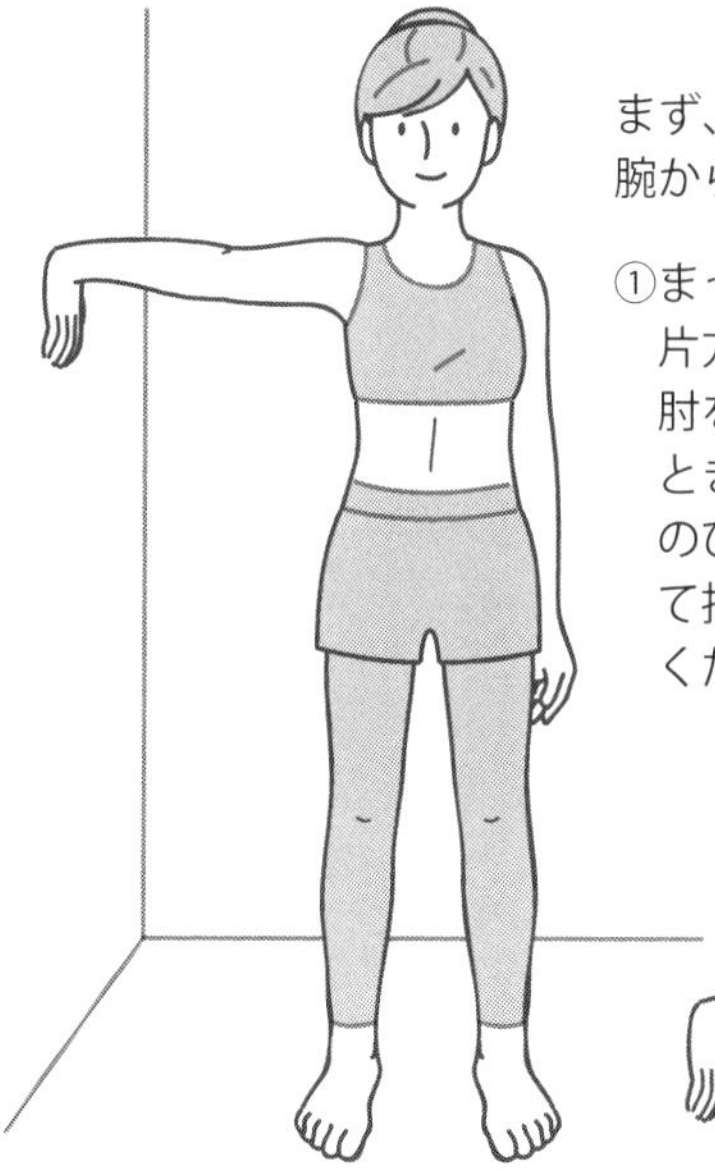

まず、肩甲骨を引っ張っている腕から胸の筋肉を緩めます。

①まっすぐ立った状態で、壁に片方の手のひら全体をついて肘を完全に伸ばします。そのとき壁につく手の向きは、手のひらをぐるっと外側に回して指先が下に向くようにしてください。

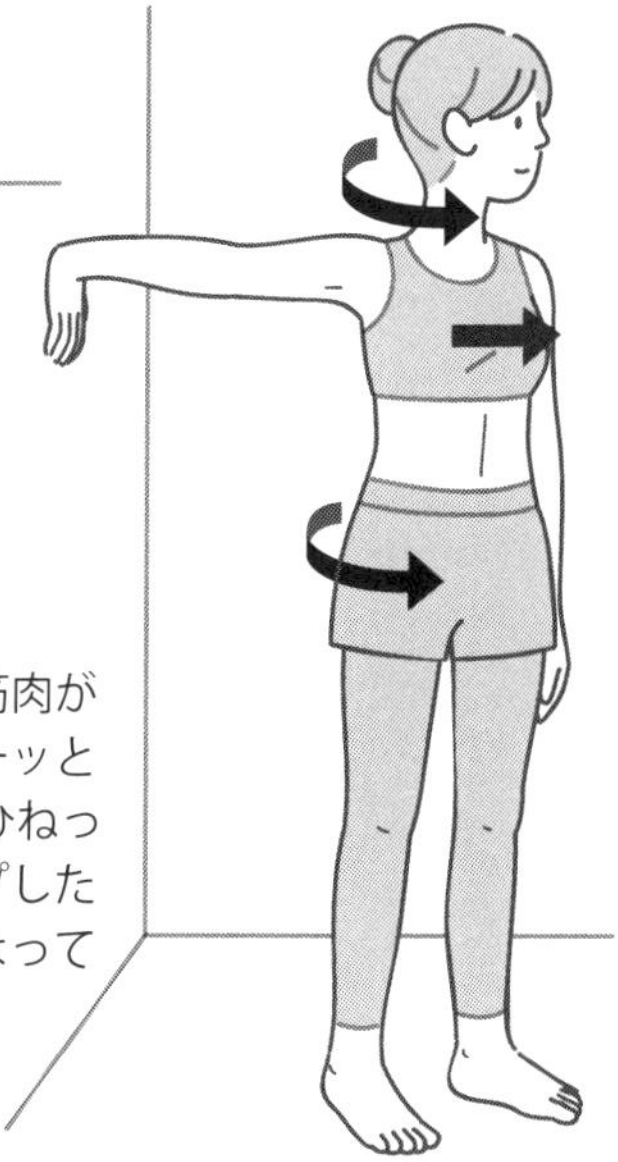

②①の状態のまま、胸の筋肉が広がるように、体をグーッと外に向かって45度程度ひねってください。30秒キープしたら反対の腕も同様に行なってください。

肩甲骨はがし

①床に四つん這いになります。肘を曲げずに伸ばした状態から、体を床に向かって下ろします。十分に下ろしたら体を元の位置に戻します。
これを 30 秒間くり返し行なってください。

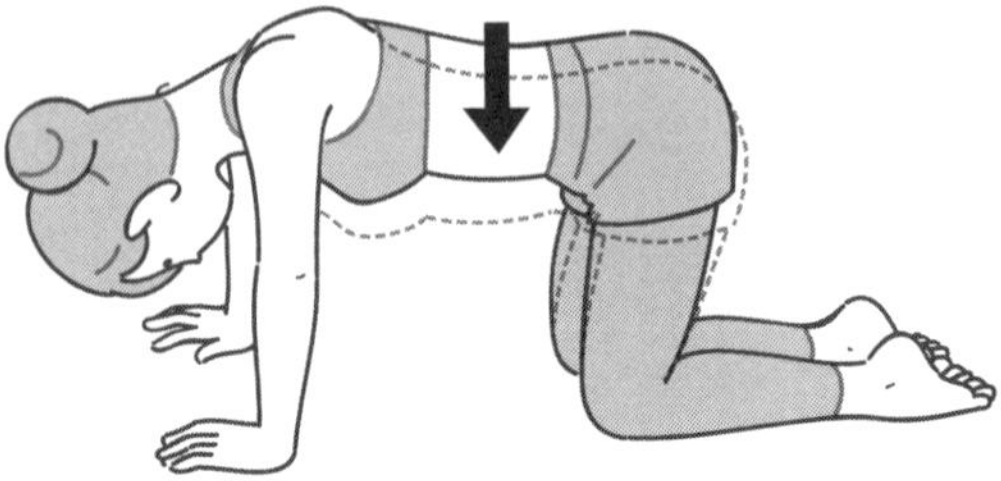

肩甲骨はがし

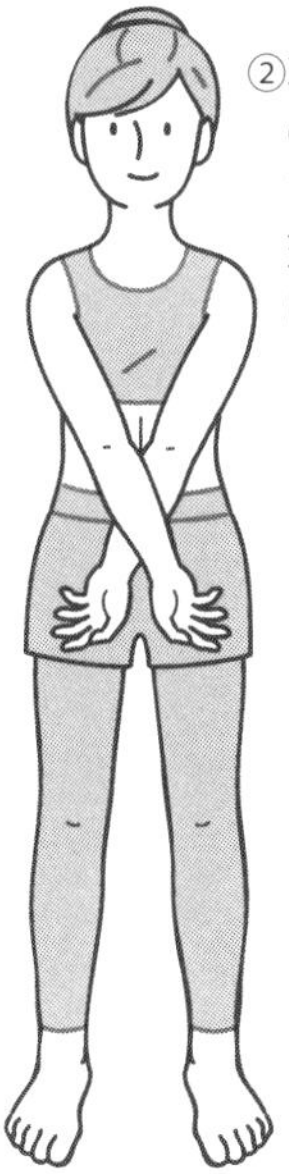

②次はまっすぐ立ち、体の前で手のひらを上に向けて両腕の肘をまっすぐ伸ばし、そのまま腕を交差させます。どちらの腕が上になっても構いません。

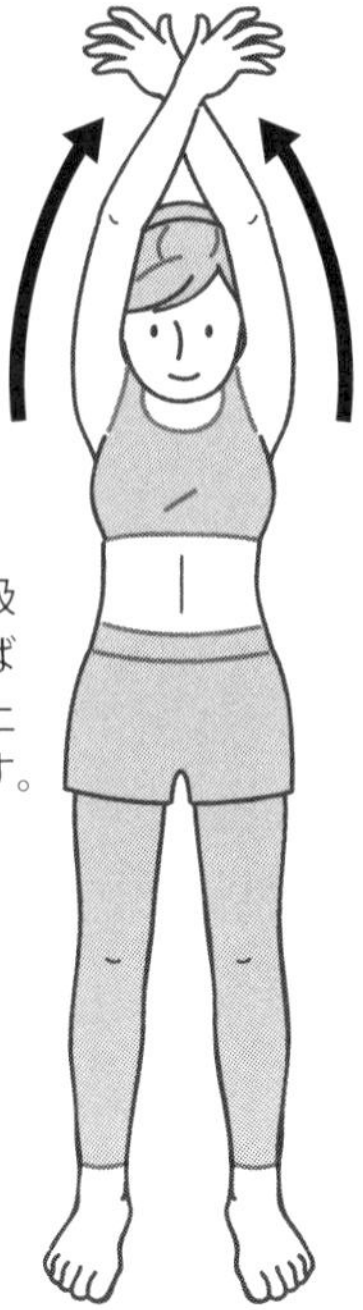

③②の状態から息を吸いながら、肘を伸ばしたまま腕を頭の上方に挙げていきます。

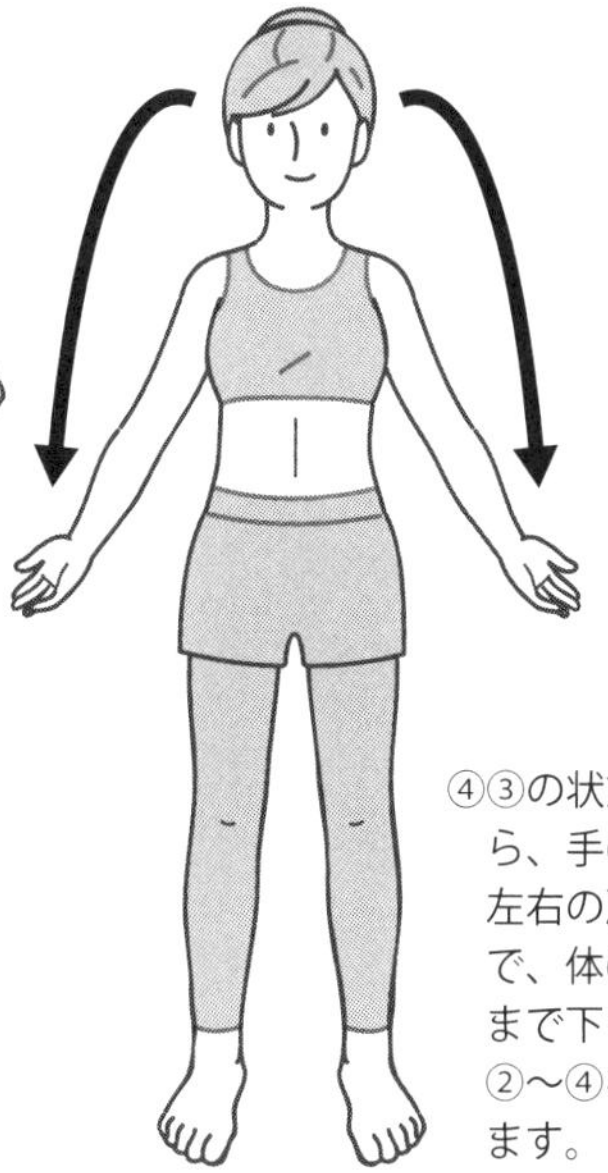

④③の状態から息を吐きながら、手のひらを上に向けて左右の肩甲骨を寄せた状態で、体の横を通って腕を下まで下ろします。
②〜④を 30 秒間くり返します。

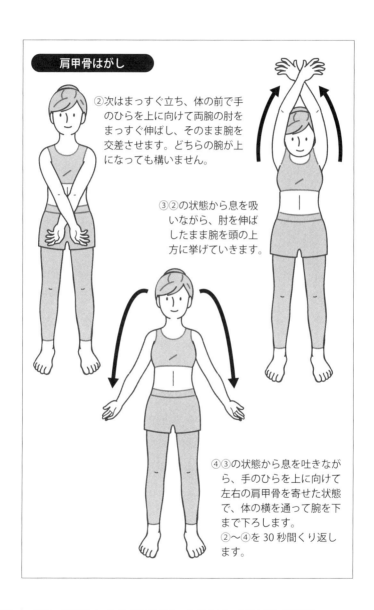

★前腕はがし

・前腕の捻れの影響

日常生活で腕から手を使う場面では、手のひらを下に向け腕を内側に捻って使うことがとても多いのですが、皆さんはお気づきでしょうか。たとえばパソコン作業、料理、字を書くなど多くの作業は手のひらを下に向けて使います。

手のひらを下に向ける動きは「前腕の回内《かいない》」といいます。前腕とは肘から手首までの部位で、回内とは内向きに回す動きのことですが、前腕を回内すると、肩は連動して巻き肩になります。ですから、パソコン作業を連日のように何時間も行なっている人は巻き肩の状態で筋肉が硬くなっていきます。

このような状態が続くと、前腕を回内する筋肉が収縮し、上腕（肩から肘までの部位）も内側に捻れ、胸の筋肉も収縮して硬くなっていきます。さらに首の前側の筋肉も収縮し、頭部が前に傾きます。

頭部が前傾すると、頭の重さを支えるために首の後ろから肩の上部の筋肉が硬くなります。そうなると肩こり、首こりを発症し、ひどくなると、頭痛へとつながることもあるのです。つまり、肩こり、首こり、頭痛は腕の捻れからも発症するのです。

このような事態に陥らないために、前腕をはがして腕の捻れをリセットしましょう。

190頁&191頁の図を見ながら行なってください。

前腕はがし

(1) 前腕屈筋はがし（右腕の場合）

前腕屈筋とは、手のひらを上に向けたときに前腕の上に向いている部位の筋肉で、手首から肘にかけての筋肉です。日常生活で手のひらを下に向けて作業をすることが多い人ほど、この筋肉は縮こまっていきます。捻れて縮こまった前腕屈筋をはがすには、以下の手順で行なってください。。

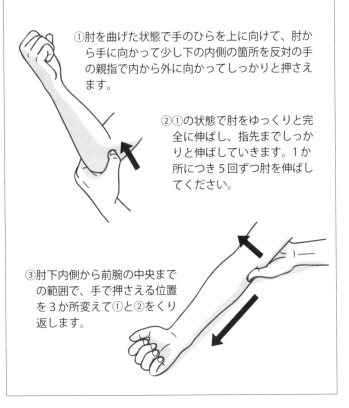

①肘を曲げた状態で手のひらを上に向けて、肘から手に向かって少し下の内側の箇所を反対の手の親指で内から外に向かってしっかりと押さえます。

②①の状態で肘をゆっくりと完全に伸ばし、指先までしっかりと伸ばしていきます。1か所につき5回ずつ肘を伸ばしてください。

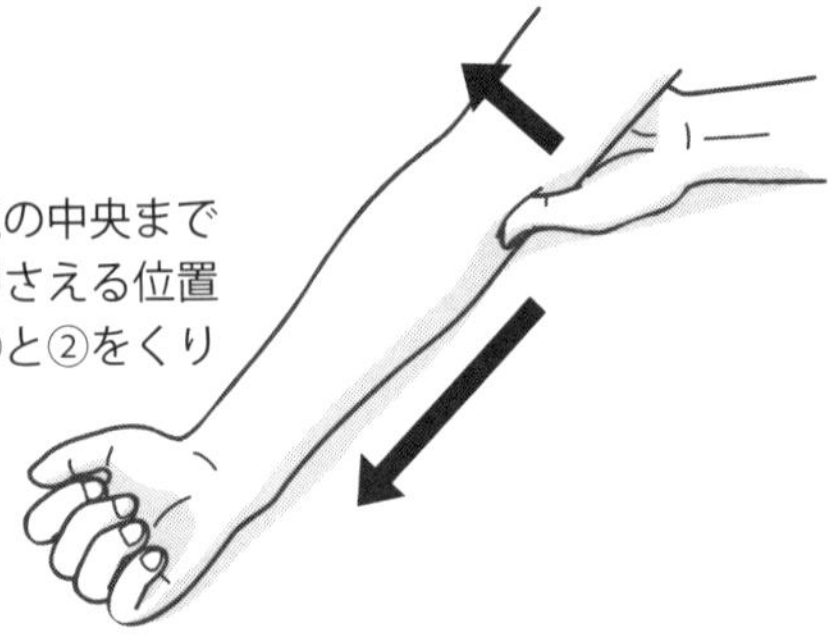

③肘下内側から前腕の中央までの範囲で、手で押さえる位置を3か所変えて①と②をくり返します。

前腕はがし

（2）前腕伸筋はがし（右腕の場合）

前腕伸筋とは、前腕屈筋とは反対側の、手の甲側から肘にかけての部位にある筋肉です。手のひらを下に向けて肘を内側に捻ると、肘は 外側にたわみます。このとき脇が広がれば広がるほど肘の外側の筋肉の捻れがきつくなります。それを元に戻すために以下の手順で行なってください。

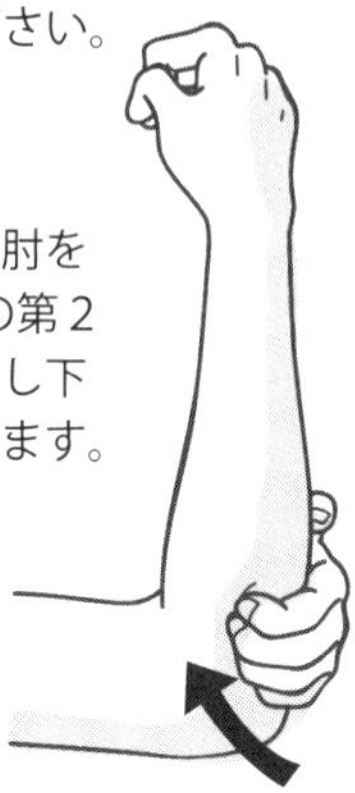

①脇を閉め「気をつけ」の体勢から片方の肘を90度程度曲げます。そのとき反対の手の第2指から第5指で、肘から手に向かって少し下の箇所を腕の外側からしっかりと押さえます。

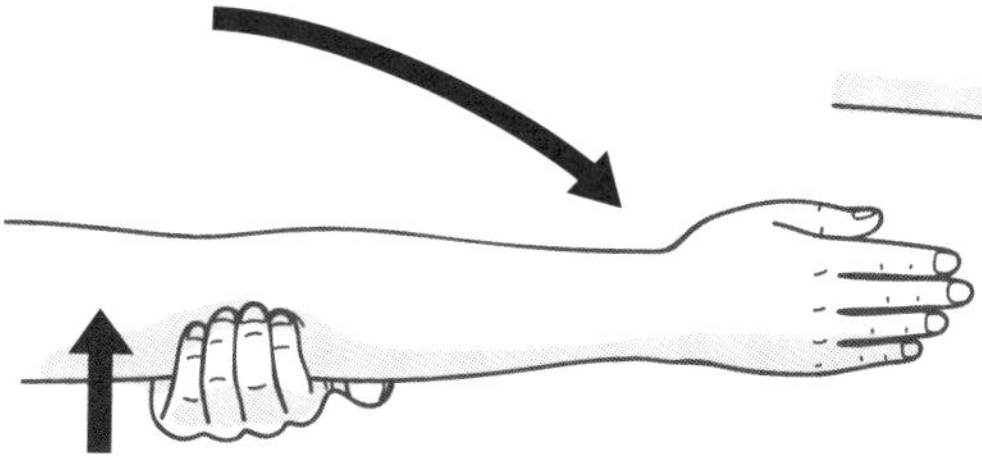

②①の状態からゆっくりと肘を完全に伸ばします。指先までしっかりと伸ばしてください。

③①の少し下から前腕中央までの範囲で、手で押さえる位置を3か所変えて①と②をくり返します。1か所につき5回ずつ肘を伸ばしてください。

☆上腕はがし

・上腕の捻れは姿勢の崩れに直結

上腕は肘から肩までの部位になります。上腕も前腕同様、手のひらを下に向けると前腕の動きに連動して内側に捻れます。そしてその捻れは肩へと連鎖していき、巻き肩になっていきます。そうなると肩甲骨は外側に引っ張られ、猫背へとつながります。つまり、日頃内側に捻れることが多い上腕をそのままにしておくと、巻き肩や猫背が常態化します。

これを防ぐために、「上腕はがし」を行なって上腕の捻れをはがしていきましょう。上腕と前腕はつながっているので、順序としては「前腕はがし」を行なったあとに「上腕はがし」をセットで行なうと効果的です。

193頁から195頁の図を見ながら行なってください。

上腕はがし

(1) 上腕屈筋はがし（右腕の場合）

上腕屈筋とは、手のひらを上に向けたときの上腕の部分で上に向いている部位の筋肉です。いわゆる力こぶができるところです。

①右手を下に垂らした状態から、右手のひらを前に向けながら 90 度肩を外側に広げます。

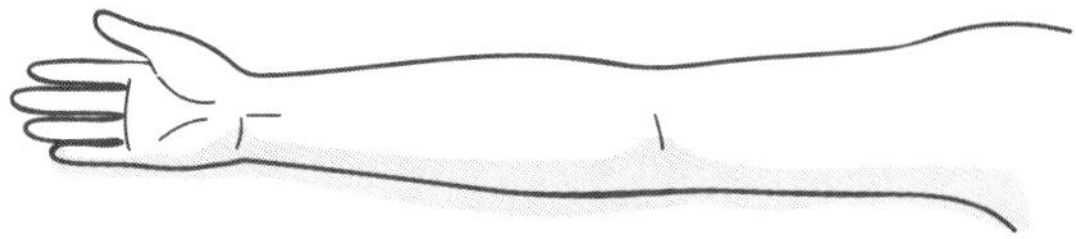

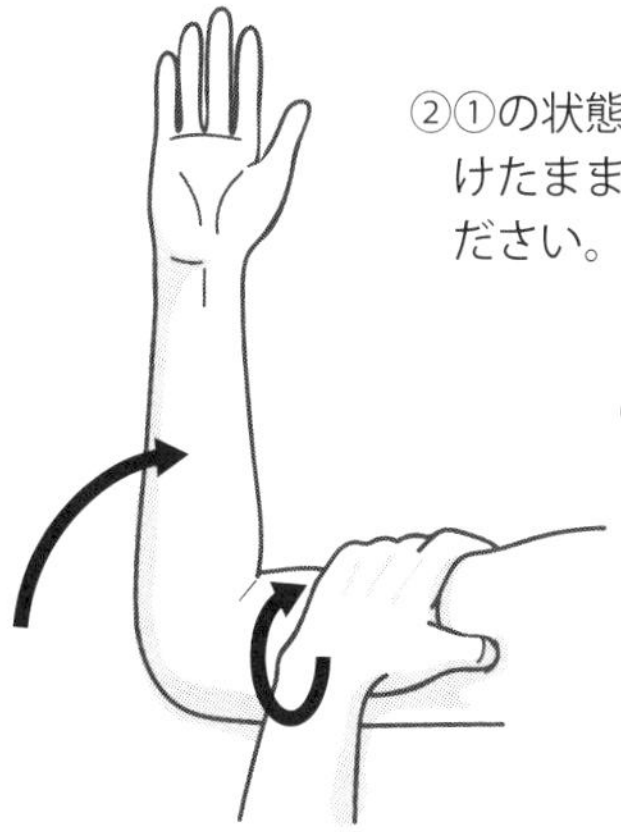

②①の状態から、右手のひらを前に向けたまま右肘を上に 90 度曲げてください。

③上腕屈筋の脇に近い箇所の筋肉の深部を、右腕の上から左手の親指で押さえます。第２指から第５指を使って上腕の裏側を押さえます。

上腕はがし

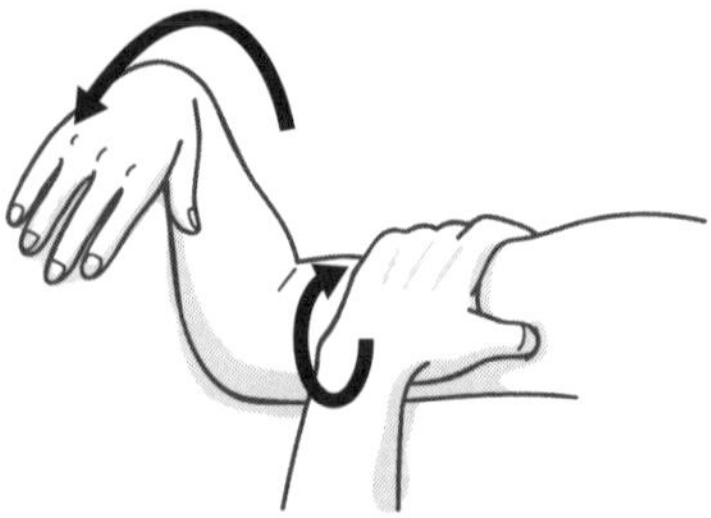

④内側に捻れて硬くなった筋肉の深部を、左手の親指ではがすように筋肉の深部を引き上げます。
⑤筋肉の深部を引き上げた状態のまま、前腕を前方に倒します。
⑥上腕屈筋の内側を脇から肘までの範囲で、親指で押さえる箇所を3か所に分けて、各箇所10秒ずつ①〜⑤をくり返してください。

上腕はがし

（2）上腕伸筋はがし（右腕の場合）

上腕伸筋とは、手のひらを上に向けたときの上腕の裏の部位です。

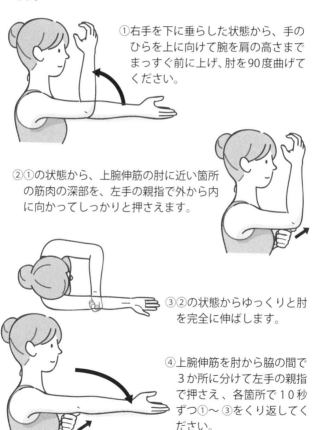

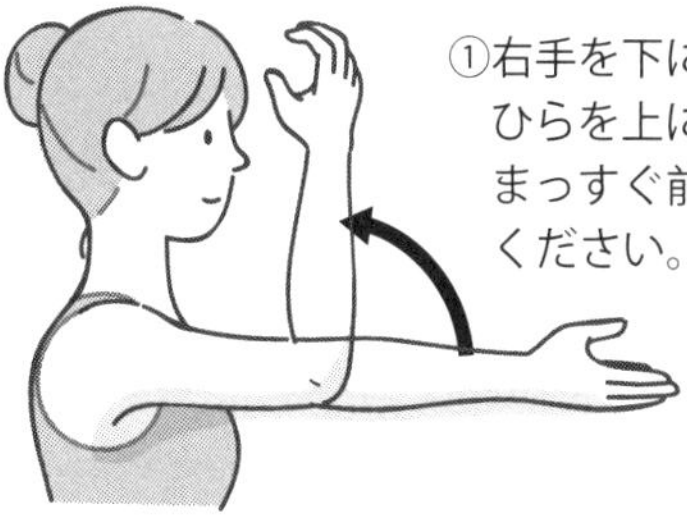

①右手を下に垂らした状態から、手のひらを上に向けて腕を肩の高さまでまっすぐ前に上げ、肘を90度曲げてください。

②①の状態から、上腕伸筋の肘に近い箇所の筋肉の深部を、左手の親指で外から内に向かってしっかりと押さえます。

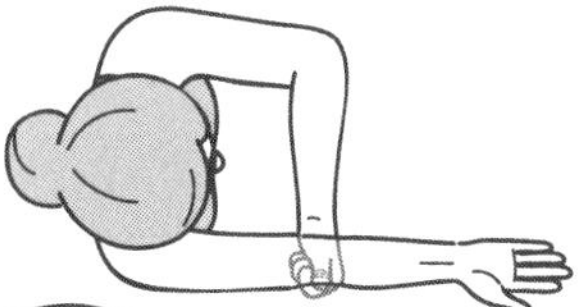

③②の状態からゆっくりと肘を完全に伸ばします。

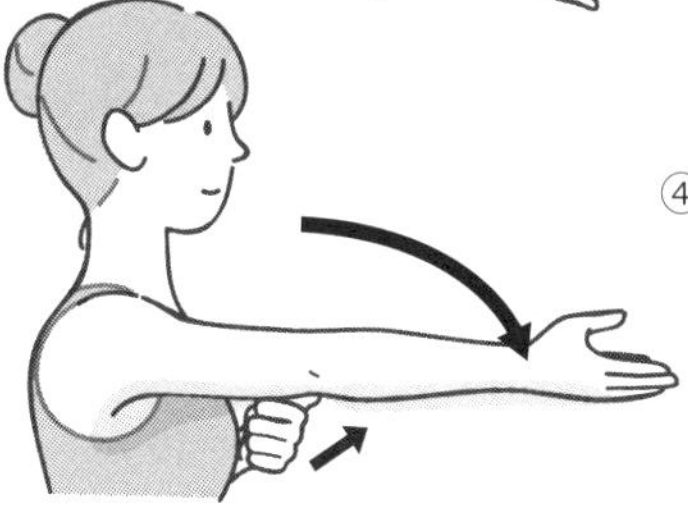

④上腕伸筋を肘から脇の間で３か所に分けて左手の親指で押さえ、各箇所で１０秒ずつ①～③をくり返してください。

ここまで6つの上半身の「はがし」の方法を説明してきましたが、ここからは3つの顔の「はがし」の方法をご紹介していきます。

★顎はがし

・顎周辺の緊張によって引き起こされる症状

意外に気づいていない方が多いのですが、下顎《したあご》の裏が緊張していることが往々にしてあります。これは現代の何気ない日常生活の習慣からきていることが多いのです。スマートフォンやタブレット、手に持って行なうゲームなどを長時間見ていると、ずっと下を見続けた状態になります。それが続くと頭が前に傾き、首の前側から下顎の筋肉が収縮して硬くなります。

また、頭が前に傾くことで、頭が前に傾きすぎないよう支えるための首の後ろから後頭部にかけての筋肉が緊張し、肩こりや頭痛を発症するケースは近年非常に多くなっています。このような状態が続くと、下顎の裏に密集しているリンパ節を圧迫することにもなり、リンパ液の循環が悪くなることで顔のむくみにもつながります。

当院には小顔になりたいという理由で来院される方もいますが、そのような方の下顎の裏を触れると硬くなっていることがよくあります。このような場合、このエリアの筋肉の硬結（硬くなること）をはがすと、驚くほどフェイスラインがシャープになっていきます。

このことからもわかるように、たるみの原因は加齢だけでなく、下顎の裏あたりのリンパ液の停滞が原因であることもかなり多いのです。また、肩こり、頭痛、フェイスラインのたるみなども下顎の筋肉の緊張が関係していることがあります。

じつは顔の筋肉には、下顎の裏以外にも緊張しているところがあります。それは「咬《こう》筋《きん》」という咬むときに使う筋肉で、顎関節から顔のエラの部分までの筋肉です。

最近は、この咬筋が硬くなっている人が非常に多くなっています。とくに日常的にストレスを抱えている人によく見られるのですが、寝ている間に無意識に歯ぎしりや食いしばりをしていて、起きたときに咬筋が筋肉痛になっていたり、さらには咬筋の緊張から頭痛を発症したりするケースもしばしばあります。

198頁の図を見ながら、下顎の裏同様、咬筋もはがすようにしてください。

顎はがし

下顎はがし

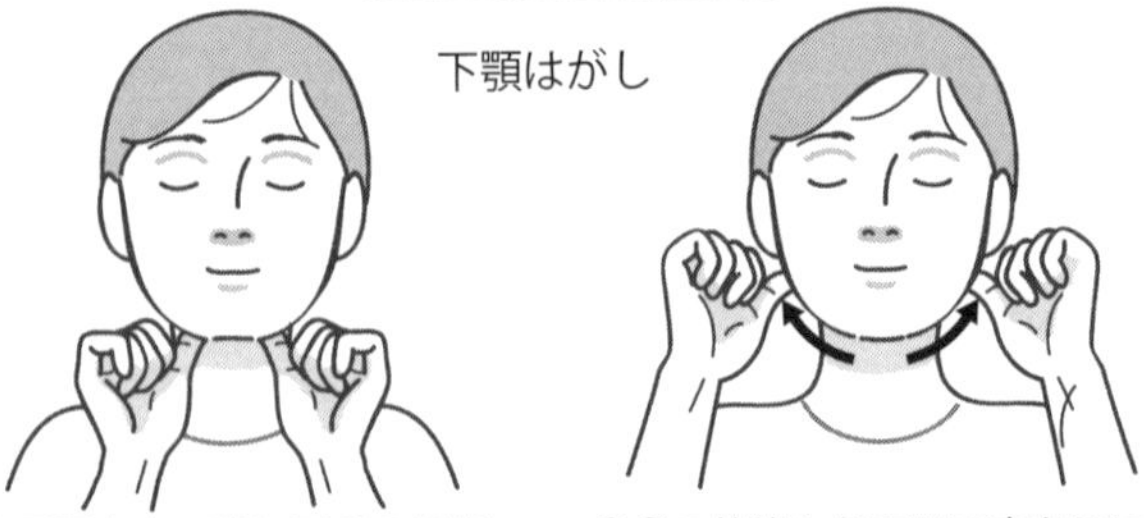

①下顎中央の裏に両手の親指を入れ込みます。

②①の状態から下顎の裏を耳に向かってなぞるように両親指で引き上げていきます。これを10回くり返します。

※左右で筋肉の硬さが違う場合があります。その 場合、緊張が強い側の下顎の裏は多めに行なってください。※「鎖骨はがし」を行なった後に「下顎はがし」を行 なうと、とくに効果が高まります。

咬筋はがし

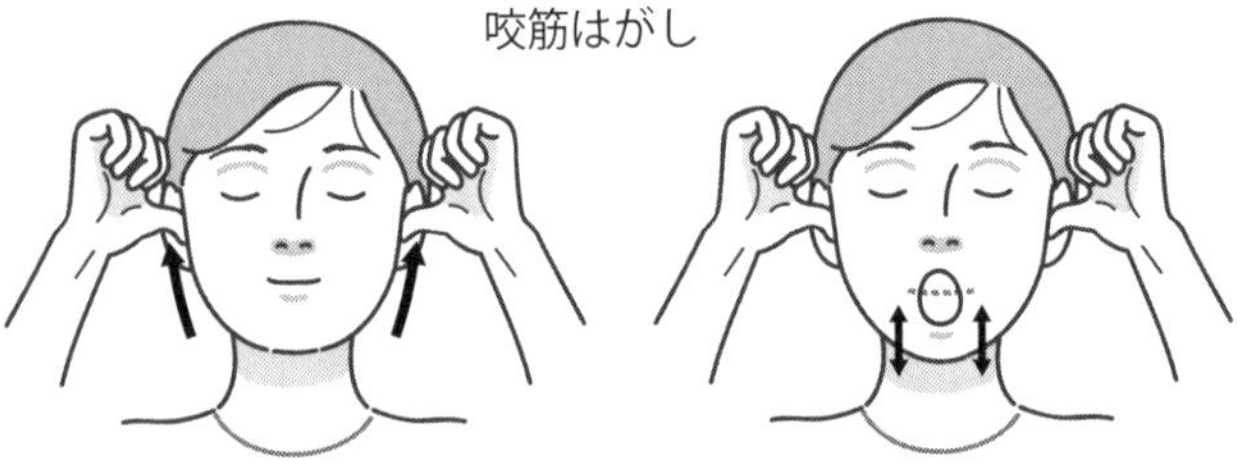

①顔のエラから顎関節までを手の親指でしっか りと引き上げます。

②①の状態のまま、口を縦にゆっくりと大きく開 けてください。十分に開口したら一度口を閉じてください。②を 10 回くり返します。

※「下顎はがし」のあとにセットで行なってくださ い。

☆こめかみはがし

・こめかみが硬くなると起こる症状

パソコンやスマートフォンなどを長時間見続け、目を酷使することで硬くなってくるのが、こめかみの筋肉です。こめかみが硬くなると、さまざまな症状が引き起こされます。なかでもとくに多いのが頭痛です。

確かに頭痛を発症している人のこめかみを触ると、その周辺一帯も硬くなっていることが多く、こめかみの左右で緊張差が生じていることもよくあります。その場合、緊張の強い側に頭痛が起きています。

じつは、こめかみが緊張するのは目を酷使したときだけではありません。マスクを長時間かけることでも、こめかみは緊張します。マスクの紐でこめかみの筋肉が斜め前方に引っ張られ、それが長時間続くことで、こめかみが緊張し頭痛を引き起こすのです。このケースの頭痛は、コロナ禍で一気に増加しました。

その他にも歯を食いしばったり、噛みしめたりすることが原因でこめかみが硬くな

こめかみはがし

①両方のこめかみにそれぞれ親指以外の４本の指 を押し当てます。

②①の状態から、押し当てた指を頭頂部に向かって斜め後方に引き上げます。これを 30 秒くり返します。

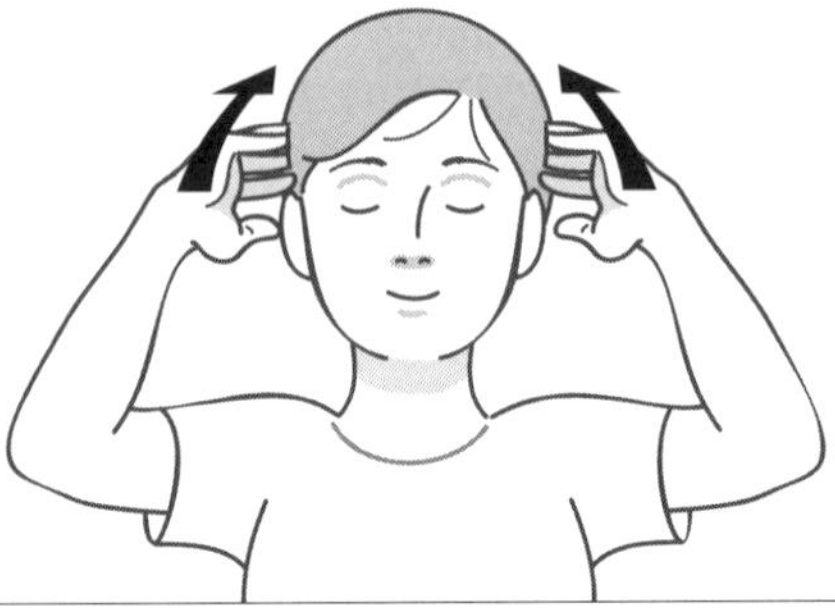

り、頭痛へとつながることもあります。また、耳鳴りやめまいを発症している人のこめかみも、硬くなっていることがよくあります。目や耳に近いこめかみが緊張すると、血液やリンパ液の循環が悪くなり、耳鳴りやめまいを発症することがあります。

こめかみの緊張で睡眠障害を引き起こすこともあります。これは脳に近いこめかみが緊張することで脳が過敏になり、なかなか体がリラックスできず、入眠障害や中途覚醒を引き起こすためです。実際に睡眠障害のある患者さんのこめかみを触ると、大半の人が硬くなっています。

こめかみの緊張は、ほうれい線などの

「顔のしわ」にも影響を及ぼします。こめかみ周辺にある「側頭筋《そくとうきん》」という筋肉が収縮して硬くなると、下顎を引き上げる働きが弱くなり、ほうれい線が深くなるのです。それだけでなく、顔の他の筋肉にも連動して顔全体のたるみへとつながることもあります。

このように、こめかみが硬くなると、さまざまな症状を引き起こします。それを改善するために有効なのが「こめかみはがし」です。200頁の図を見ながら、行なってください。

★前頭骨はがし

・前頭骨の歪みで起こること

前頭骨とは、いわゆる「おでこの骨」です。じつは、この前頭骨は歪むことがよくあるのです。まずご自身の前頭骨が歪んでいないかをチェックしてみましょう。

〈前頭骨が歪んでいないかチェックする方法〉

前頭骨の底辺は、眼球が収まっているへこみの上部の骨の縁になります。この部分に指を当てて、その箇所を鏡に映してみてください。左右の高さが同じであれば問題はありません。しかし高低差が生じている場合は前頭骨が傾いているかもしれません。前頭骨が傾いている場合は、指で押さえている箇所を上方に引き上げてみてください。そうすると、人によってはその箇所にズーンという鈍い痛みがあったり、上がりにくかったりするかと思います。

下がっている側の眼球は圧迫されやすいので目の奥で重い痛みが出たり、頭痛につながったりすることがあります。また、眼球周辺の血流が悪くなり眼精疲労やドライアイになることもあります。

さらに、この箇所が圧迫されることで副鼻腔炎を発症することもあります。副鼻腔炎を発症している人を診ていると、前頭骨が下がっている側に副鼻腔炎を発症しているケースが圧倒的に多く、そのような場合の前頭骨はなかなか上がりにくく、上げようとすると鈍い痛みがあります。

そこで「前頭骨はがし」を行なうと、頭痛、眼精疲労、ドライアイ、副鼻腔炎の改善が期待できます。203頁の図を見ながら行なってください。

これですべての「はがし」をご紹介しました。説明文の中には専門的な用語もあり、

前頭骨はがし

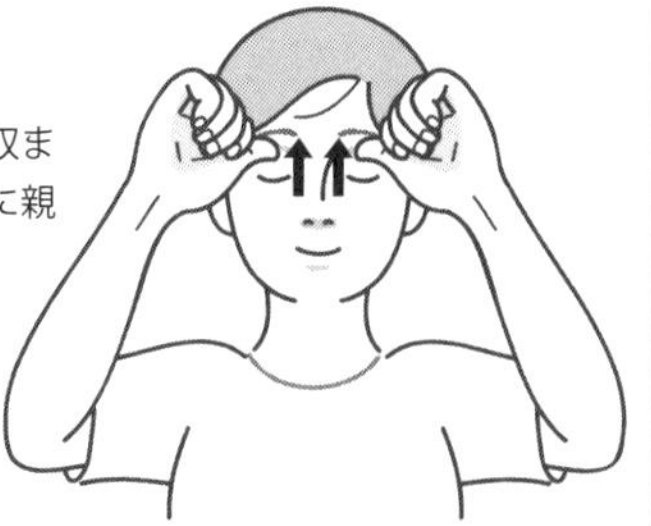

①前頭骨が下がっている側の、眼球が収まっているへこみの上側の骨縁の中央に親指を当てます。

②①の状態から親指を上に引き上げます。10秒間その状態をキープします。

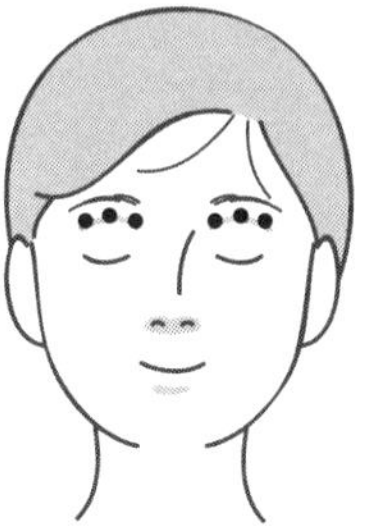

③中央部分が終わったら、次は引きさげる位置を内側に移し、同様に親指で押さえ、上に引き上げます。10秒間その状態をキープします。

④内側が終わったら、最後に外側も同様にして10秒間キープします。

※上がりにくい箇所や、痛みがある箇所は長めに行なってください。

少し難しい箇所もあったかもしれませんが、すべて理解できなくても、一度それぞれの「はがし」を一通りやってみてください。きっと体の変化を感じられると思います。

2章でご紹介した不調につながる生活習慣や体の使い方に十分気をつけながら、ぜひ一日10分を目安にご自身の体を整えてください。

おわりに

足指の重要性を説いた前著、『「足指」の力　体の不調がスッと消える3分つま先立ち体操』を出版してから早3年が経とうとしています。当院に来院される患者さんも多くの方が足指を正しく使えるようになり、さまざまな不調が改善しています。

そんな中で、さらに患者さんが自分の力で不調にならない状態を確立するためにはどうすればよいのかを模索した結果、足元から連鎖して崩れを引き起こしている各箇所を、自分で矯正できる方法をお伝えすることが重要であるという考えに至りました。短時間で無理なく、順を追ってエクササイズをすることで、より不調を改善できるだけでなく、不調が無い状態を長期間維持できるようになります。

当院に来院される患者さんには、これらの方法をいくつかのステップに分けて直接お伝えしていますが、多くの患者さんから、これらのエクササイズを本にしてほしいという声を多数いただいていました。それが本書を書く一つのきっかけになりました。

また、前著を見て日本全国、そして海外からも患者さんが来院されるようになりました。現時点での遠方からの最年長の患者さんは、90代の大分県の男性です。新幹線で来られ、院の近くのホテルに泊まり、連日通われたそのパワーには頭が下がります。海外からは、はるばる南米のペルーから来院された患者さんもおられました。本の影響力の大きさに驚くとともに、世の中にはまだまだ多くの方がさまざまな不調に悩んでいるということを痛感しました。

しかし、来院される患者さんに共通しているのは、早く体の不調を治して、元気に過ごしたいという前向きな気持ちです。そして私もその気持ちに応えたいという気持ちが日に日に大きくなっています。もちろん実際に来院していただき、直接方法をお伝えできるのが一番良いのですが、当院に来院できない方でも、この本を読んで正確に実践できれば、きっとよい効果が得られると思います。本書は1章で、足指の重要性やそこからどのように不調が連鎖していくのか、2章で、不調にならないための日常生活での注意点、3章で、足指から連鎖して起こる各所の不調の改善方法、といった構成になっています。

本書をお読みいただいた方の不調が少しでも改善し、かつ不調にならない体づくりのサポートができれば幸甚です。

最後に、前著の出版でもお世話になり、今回の出版に際してもお声掛けをいただき、さまざまな側面からサポート、アドバイスをいただいた総合出版コスモ21代表取締役の山崎優様に厚く御礼申し上げます。

2024年4月

山田　真

くり返す体の不調が自力ですっきり解消！
超簡単「足指はがし」

2024年５月15日　第１刷発行
2024年10月16日　第２刷発行

著　者――――山田 真

発行人――――山崎 優

発行所――――コスモ21
〒171-0021　東京都豊島区西池袋2-39-6-8F
☎03(3988)3911
FAX03(3988)7062
URL https://www.cos21.com/

印刷・製本――中央精版印刷株式会社

ISBN978-4-87795-433-8 C0030